《实用护理细节丛书》分册书目

实用护理细节丛书

SHIYONG HULI XIJIE CONGSHU

整形美容护理细节
问答全书

ZHENGXING MEIRONG
HULI XIJIE
WENDA QUANSHU

周丽华　伍艳群 ◇ 主　编
周春兰　罗盛康 ◇ 副主编

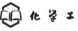

化学工业出版社

·北京·

图书在版编目（CIP）数据

整形美容护理细节问答全书 / 周丽华，伍艳群主编 . —北京：
化学工业出版社，2013.3（2020.1重印）
（实用护理细节丛书）
ISBN 978-7-122-16600-5

Ⅰ.①整…　Ⅱ.①周…②伍…　Ⅲ.①美容 – 整形外科学 – 护理
学 – 问题解答　Ⅳ.① R473.6-44

中国版本图书馆 CIP 数据核字（2013）第 031933 号

责任编辑：傅四周　赵兰江　　　　　文字编辑：丁建华
责任校对：宋　玮　　　　　　　　　装帧设计：史利平

出版发行　化学工业出版社
　　　　　（北京市东城区青年湖南街13号　邮政编码100011）
印　　装　三河市延风印装有限公司
710mm×1000mm　1/32　印张9³/₄　字数225千字
2020 年 1 月北京第 1 版第 9 次印刷

购书咨询：010-64518888
售后服务：010-64518899
网　　址：http://www.cip.com.cn
凡购买本书，如有缺损质量问题，本社销售中心负责调换。

定　　价：29.80元　　　　　　　　　版权所有　违者必究

编写人员名单

主　编：周丽华　伍艳群

副主编：周春兰　罗盛康

编　者（按姓氏笔画排序）

王笋娟　伍艳群　许娟　孙中生　李东霓

李秀妹　李娟利　汪海滨　罗盛康　周丽华

周春兰　胡文辉　徐翔　曾立　蔡冰

丛书序

现代护理是在南丁格尔创建的科学护理专业的基础上发展起来的。从以疾病为中心的护理阶段，到以患者为中心的护理阶段，再发展到现在以人的健康为中心的护理阶段，护理学逐渐形成了科学的知识理论体系，建立了特有的教育模式，其任务也从关注疾病发展到对所有人群、对生命周期所有阶段的全面关注。护理的冷暖直接影响到患者的情绪，直接影响到疾病的康复，护理技术的疏漏可能造成生命危险，显然，护理直接影响到患者的健康发展，强化护理专业知识和相关技术的学习及提高非常有必要。

良好的医患关系有利于医疗工作的顺利进行，有利于构建和谐社会。在医疗实践中，作为与患者日常打交道最多的护理人员，站在维护良好医患关系的最前沿。作为护理人员的我们不禁会深思，被称为"白衣天使"的我们究竟能做些什么，才能让患者更放心、安心地来医院就诊治疗呢？特别是2010年国家卫生部要求医院实行优质服务以来，对护理人员的工作也提出了越来越高的要求。

正是在这样的背景下，化学工业出版社及时组织出版了《实用护理细节丛书》，丛书的出版对于推进我国当前的护理工作开展很有现实意义。该丛书共有十六个分册，各分册间相互独立又彼此关联，涵盖了内科、外科、妇科、产科、儿科、口腔科等多个学科。归纳起来，本丛书具有以下一些特色。

1. 内容丰富，涵盖面广。

2. 全书采用问答的形式，运用解剖学、生理学、物理学、化学、社会学、心理学等诸多领域学科知识对护理专科知识及技术操作加以解释，避免了单一介绍学科知识的枯燥乏味，使读者更易理解及查阅。

3. 编写队伍由活跃在临床一线、经验丰富的业务骨干组成，具有较高水准，对于实际工作的指导性很强。

我们的护理技术、护理行为、言谈举止和个人修养，已经成为影响医患关系的重要因素之一。我们真诚地希望护理同胞们能够在阅读本书的同时，更好地发挥自己的专业特长，"有时去治疗，常常去帮助，总是去安慰"，加强自身的人文素质修养，提高主动服务意识，设身处地地理解和尊重患者，在实践中为患者提供优质、安全、贴心的护理，让患者满意、政府满意、社会满意。

李亚洁

2012年11月

前言 Foreword

　　随着人们生活水平的不断提高，整形美容外科飞速发展，整形美容外科护理人员的角色已由过去的"助手"逐渐转变为治疗的"合作者"。做好整形美容外科护理工作，不仅需要具备充分的基础医学知识、丰富的专科护理知识，还需要在健康宣教、手术前后心理护理、交流技巧以及术后功能恢复和出院指导等方面掌握系统的专业知识，以便为患者提供优质服务。

　　目前我国有关整形外科与美容外科的护理专著为数不多，鉴于此，我们在繁忙的工作之余，将多年来的临床经验与心得体会加以总结，编写了本书。

　　本书是一本集整形外科和美容外科理论与技术于一体的综合性、实践性的专业护理书籍。分为六章，前三章主要介绍整形美容外科的建制、岗位职责、感染控制与安全管理；第四章介绍生物医学材料在整形美容外科的应用；第五章是本书的重点章节，按从头到脚不同的解剖位置分十四个小节介绍各部位的疾病发病、临床表现、治疗原则及护理，内容详尽、重点突出、实用性强；第六章涉及整形美容外科的常用操作技能。并附有临床常见"危急值"及本专科常见"危急值"内容及报告流程。对临床护士有较好的指导意义。本书的内容特色：采用问答形式，便于查阅，内容较全面，涵盖整形美容外科一般护理操作技术、护理知识，又涉及各类疾病病因、病理、临床症状、常规检查等基础医学知识，是本专科护士学习的好帮手。

参加本书编写的人员均为在整形美容外科工作多年的医生及护理专家，他们孜孜不倦、认真细致、字斟句酌地编写本书。由于时间仓促，本书可能存在欠妥之处，恳请各位读者提出宝贵意见，使本书日臻完善。

编者

2013年4月

目录 Contents

第六章 整形美容外科常用操作技能 —— 233

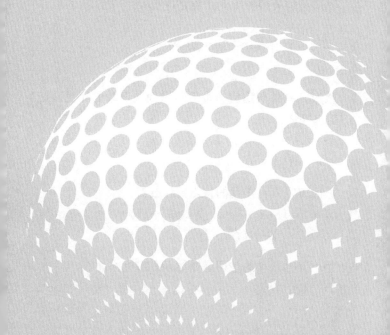

第一章

整形美容外科的建制与管理

1. 整形美容外科护理学的范围包括哪些?

答：整形美容外科又称整复（修复）外科或成形（再造）外科，是用外科手术的方法或组织移植（异体、异种组织）或组织代用品置入的手段，对人体组织、器官的缺损、畸形进行修复和再造，以及对正常人形体的再塑造，达到形态的改善和美化及功能的重建。

2. 整形美容外科护理学的任务是什么?

答：整形美容外科护理学的任务：帮助患者恢复健康、帮助健康的人促进健康。

3. 整形美容外科护士的角色是什么?

答：①护理照顾者；②教育者；③咨询者和顾问；④管理者；⑤合作者和协调者；⑥患者利益的维护者；⑦研究者和改革者。

4. 整形美容外科病房床位数与护理人员数的比例应达到多少?

答：整形美容外科病房床位数与护理人员数的比例应高于卫生部规定的1：0.4，达到1：（0.6～0.8）。

5. 整形美容外科护理的特点是什么?

答：①专科护理特色强；②多学科护理交叉；③基础护理量大；④心理护理要求高。

6. 整形美容外科的护理道德体现在哪些方面?

答：整形美容外科的护士应该遵守的护理道德规范与其他科室的护士一样，主要包括热爱护理专业、自尊自强；尊重、体贴和关心患者；认真负责、任劳任怨；勤奋学习、精益求精；相互尊重、团结协作；言语谨慎、保守隐私等几个方面。但对于整形美容外科专科护士来说，根据护理对象的特点，还应再强调以下几点：①尊重和理解患者，注意保护患者隐私；②给予患者同情和帮助；③积极配合医生共同制订治疗及护理计划。

7. 整形美容外科护士的基本素质包括哪些？

答：整形美容外科护士的基本素质包括：

（1）思想道德素质　①热爱祖国、热爱人民、热爱护理事业，具有为人类健康服务的奉献精神；②追求崇高的理想、树立良好的医德医风，救死扶伤、忠于职守、廉洁奉公；③具有诚实的品格、良好的修养和高尚的思想情操，自爱、自尊、自强、自律。

（2）科学文化素质　①整形美容专科护士必须在精通本专业的同时，对心身医学、护理心理学、医学伦理学和社会医学等边缘科学有所了解；能正确而不夸张地对手术效果进行评估和解释，引导患者正确客观地接受手术效果；同时还需掌握一定美学理论知识和审美能力及艺术鉴赏力；②整形美容外科护士应有3～5年相关的护理经验；需懂一些外语、能阅读医学参考书和整形美容外科方面的国内、外期刊文献资料，以了解国内、外新技术，发展新动向；③整形美容外科护士长要阅读和分析有关法律文件，具有高度责任感和法制观念。

（3）专业素质　①具备合理的知识结构，掌握比较合理的护理理论知识和较强的实践技能；②随着整形美容外科技术的迅速发展，各种手术方法和新的医用材料的应用，给护理工作提出了新的更高要求；娴熟的操作技术和过硬的基本功，对整形美容手术的成败起着举足轻重的作用；③具有开展护理教育和护理科研的能力，勇于创新进取。

（4）体态素质　必须身体健康、功能健全，精力充沛，仪表高雅大方，举止端庄稳重，待人热情真诚，并养成良好的个人卫生习惯。

（5）心理素质 ①具有较强的进取心，不断学习新知识，丰富和完善自己；②保持心理健康，乐观开朗，情绪稳定，胸怀宽容豁达；③具有高度责任心和同情心，较强的适应能力，良好的忍耐力和自我控制力，灵活敏捷；④具有良好的人际关系，同事间互相尊重、团结协作。

8. 整形美容外科的患者有哪些特殊需求？

答：（1）对医者道德修养的特殊需求 相当一部分整形美容患者在咨询时总是抱着将信将疑的态度。作为整形美容外科护士需要全面了解美容医生的业务水平、工作经历、审美观及道德修养等，熟悉整形美容手术的步骤、影响因素及手术后的预期效果，咨询时为求术者作客观实际的分析，以消除求术者的疑虑，增强其对手术医生的信任感。

（2）对美的特殊需求 整形美容外科护士应该提高自身美学修养，注重心理、伦理、艺术、行为科学知识的学习，了解不同求术者求美的目的和愿望，根据求术者的年龄、文化背景、教育程度、自身情况及不同的美容手术，做好正确引导及个体护理。

（3）对安全的特殊需求 整形美容求术者是特殊的求医群体，对手术安全特别关心，担心手术是否成功，术后是否影响功能，术中疼痛是否能承受等。整形美容外科手术室护士应有高度的责任心，严格遵循手术操作规程，配合手术时严谨、细致，不谈论与手术无关的事；做好心理护理，以解除求术者的紧张、焦虑情绪，降低对疼痛的敏感性；关心求术者的感受和体验，使求术者感到手术的安全性和可靠性。

（4）对保护隐私的特殊需求 94%以上的整形美容求术者要求医生给予保密，有部分求术者希望术前术后反差不要太大，以免引起同事、朋友的关注。整形美容外科护士对她们的想法应当理解和认同。未征得求术者同意，不允许把求术者手术前后的照片作为宣传资料。

9. 心理治疗和疏导对整形美容医学有何意义?

答：心理治疗对于整形美容患者的意义是多方面的，概括起来有以下几个方面：

（1）帮助整形美容患者克服体象问题　美容整形患者存在一定的体象问题或障碍。

（2）对整形美容患者手术前后的疏导　手术前后是心理问题较容易发生的时候，特别是手术结果不尽人意时，患者会有强烈的情绪反应。故要求一方面做好术前患者的心理护理和心理准备；另一方面还要及时做好心理疏导工作，解除手术对患者心理的不良影响。

（3）帮助患者做出合理选择　对有些不适合手术的患者，要求对他们实施心理疗法，以非手术的方法解除其心理负担。

（4）与整形美容手术联合使用手术-心理疗法　对有较严重心理问题，又不愿意放弃手术的整形美容患者，经慎重地选择后，在心理治疗的基础上，采用手术疗法，也可以到达良好的效果。

（5）心理严重障碍及不适合整形美容手术患者的治疗　治疗一些心理严重障碍的整形美容患者，对于一些根本不适合整形美容手术治疗的体象障碍的患者，如躯体变形障碍者，以及一些精神病症的体象妄想病症者，主要采用心理治疗。

10. 如何在整形美容术前进行心理疏导?

答：①降低整形美容求术者的期望值；②调整整形美容求术者的情绪；③对整形美容手术做必要的说明。

11. 什么是心理定势?

答：是指一个人在一定时间内所产生的带有一定倾向的心理趋势。

12. 如何运用心理定势理论使整形美容受术者对医护人员产生肯定定势?

答:(1)名人效应　临床上有一种现象,年轻的医生做手术,只要有教授或高年资医生在场,其手术效果易为受术者接受。

(2)认同效应　患者对医生的信任取决于医生的态度,医患间建立了良好的关系,患者才能原原本本地全盘托出要求美容手术的动机,有助于医生判断患者心理状况、手术决心及手术期望值。达到良好的术前沟通的目的。

(3)方法效应　是指为了使求术者接受整形美容治疗计划,采用正面或正反两方面分析问题的方法,让患者较好地接受治疗方案。

(4)模仿和从众效应　在整形美容外科住院患者中利用模仿和从众趋势,形成求术者集体对医护人员的肯定定势具有很大的意义。

(5)情感和理智效应　在促进求术者建立肯定定势的过程中,即要运用情感,也要运用理智。使患者积极配合治疗。只有这样,才能使所建立的肯定定势牢固持久。

第二章

整形美容外科规章制度及各类人员的职责与要求

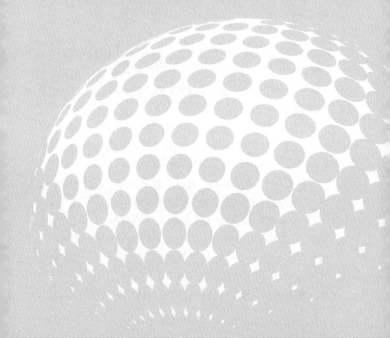

13．整形美容外科护士长的职责是什么？

答：整形美容外科护士长的职责是：

（1）在护理部、科护士长的和科主任（或病区负责医师）的业务指导下，负责病区的护理行政和业务工作。

（2）根据护理部及科内工作计划、结合本病区具体护理工作计划，并付诸实施，按期总结汇报。

（3）掌握全病区的护理工作，参加并指导危重、大手术及抢救患者的护理。督促护理人员严格执行各项规章制度和技术操作规程，检查医嘱执行情况，每周至少参加核对医嘱一次，加强医护配合，严防差错及事故发生。

（4）随同科主任和主治医师查房，参加科内会诊、大手术或新开展手术的术前讨论以及疑难病例、死亡病例的讨论。

（5）病区护理查房和护理会诊，积极开展新业务、新技术及护理科研工作。

（6）业务学习、技术培训及考核。认真落实各级护理人员规范化培训与继续教育计划；每年对本病区护士进行一次综合考评；了解本专科护理新进展，积极开展护理科研工作，总结经验，撰写学术论文。

（7）计划请领本病区的药品、器材、被服和办公用品等，分别指定专人对病区仪器设备、药品器材、营具被服等物资实施管理，做好请领、使用、维护、报废和管理工作。

（8）定期召开工休座谈会，及时了解本病区患者的意见和建议，修订整改措施，提高患者对护理工作的满意度。

（9）做好患者、陪护人员及探视人员的管理，利用"五常法"管理，保持病区、治疗室、办公室的整洁、舒适、安静。

（10）督促检查卫生员、配餐员做好清洁卫生、消毒隔离及配餐工作。

（11）掌握本病区护理人员的思想动态和工作表现，关心护士的生活及学习情况，增强凝聚力，提高工作效率。

（12）每月按时向护理部上交护士长工作月报表。

14. 整形美容外科主任护师、副主任护师的职责是什么？

答：整形美容外科主任护师、副主任护师的职责是：

（1）根据护理部和科内工作计划，负责所在护理小组日常工作督导，协助护士长制订本病区具体护理计划和专科护理计划。

（2）护士长不在时，由护士长授权，负责病区护士排班及工作分配，做到人性化、科学、弹性排班。

（3）制定本专科护理工作指南，制订并审核所在专科各项护理工作标准、护理质量评价标准。监控病区或一定范围内的护理质量。

（4）承担本专科患者的护理工作，解决患者的专科护理问题，做好资料收集、评估、记录工作。熟练配合手术，抢救技术娴熟，专业理论扎实，能正确分析患者监护资料。

（5）督促本组护理人员严格执行各项规章制度和技术操作规程，按工作标准对小组护理工作进行检查；发生的护理差错、事故及时向护士长汇报，查明原因，吸取教训，将处理意见及时上报。

（6）掌握全病区护理工作情况，参与病房管理，参加医疗查房，参与危重症病例、疑难病例讨论，分析患者的护理问题，针对护理问题制订护理计划；组织院内护理会诊，实施循证护理，解决护理疑难问题，指导临床护士工作，确保本专科护理质量。

（7）对本病区复杂的技术或新开展的护理业务，应亲自指导并参加实践。

（8）根据护理部要求和护士长计划，组织本科室护士进行业务学习和专科技术考核，认真落实各级护理人员规范化培训与继续教育计划的要求。

（9）了解本专科护理新进展，积极开展护理科研工作，总结经验，撰写学术论文。

（10）有条件的可以开设护理专家门诊。

15. 整形美容外科主管护师的职责是什么？

答：整形美容外科主管护师的职责是：

（1）有权行使中级责任护士的职能，参加护理部领导的专科护理管理委员会，参与相应专科护理工作小组的工作，并履行相应的职责。

（2）在护士长的领导指导下，负责分管患者的各项护理工作，保证分管患者护理质量。

（3）运用护理程序开展工作。带领初级责任护士对分管患者进行评估制订分管患者护理计划，组织实施，并评估实施效果；组织急危重患者抢救。

（4）及时记录、检查、修审下级护士的护理记录；协助护士长做好科室持续质量控制，修改完善护理工作流程。

（5）组织或主持护理业务查房、护理教学查房、重危患者护理会诊和护理个案讨论。

（6）承担实习或进修护士临床教学任务。

（7）完成本职称范围继续教育，完成院内在职培训，参与护理科研。

（8）承担二线值班和一线值夜班。

（9）参与科室每周小讲课。

16. 整形美容外科护师的职责是什么？

答：整形美容外科护师的职责是：

（1）在护士长、护理组长及专科护士及高级责任护士指导下，实施所分管患者的各项护理工作和专科护理工作。

（2）按照护理工作流程、护理工作标准和技术规范、常规等熟练完成各项基础护理和专科护理；正确执行各项治疗，落实疾病护理质量标准和健康教育内容。

（3）按要求完成病情观察及护理记录，及时记录、检查、修审下级护士的护理记录。

（4）参与重危患者抢救配合，熟练地保养、使用各种急救器材及药品。

（5）组织或主持护理业务查房、护理教学查房，参与危重患者护理会诊和护理个案讨论。

（6）参与临床教学工作；协助高级责任护士指导实习护士或进修护士完成临床教学任务；参与并指导助理护士完成相应的护理工作。

（7）参与病区管理，为患者制订安全防护措施（如防坠床、防跌倒、约束等）。及时了解本病区患者的意见和建议，修订整改措施，提高患者对护理工作的满意度。

（8）每年临床一线值夜班40个。

（9）参与护理科研工作。

（10）参与科室每周小讲课，完成本职称范围继续教育，完成院内在职培训。

17. 整形美容外科护士的职责是什么？

答：整形美容外科护士的职责是：

（1）在护士长、护理组长领导下实施所分管患者的各项护理工作。

（2）按照护理工作流程、护理工作标准和技术规范、常规等较好完成各项基础护理和部分专科护理工作。

（3）按要求完成病情观察及护理记录。

（4）参与重危患者护理配合工作。

（5）参与常规性护理查房、护理教学查房，参与危重患者护理会诊和护理个案讨论。

（6）认真执行各项规章制度，正确执行医嘱、准确及时地完成各项护理工作。

（7）参与病区管理，确保病区环境整洁、舒适、安静。

（8）按时完成护士规范化培训计划；完成本职称范围继续教育；完成院内在职培训。

（9）参与每年临床一线值夜班80个。

18. 整形美容外科护理组长任职资格、岗位职责、遴选标准和流程是什么？

答：（1）整形美容科护理组长任职资格

① 具备完成本岗位职责的能力。

② 护师以上专业技术职称，大专以上学历的注册护士。

③ 接受市级以上卫生行政主管部门组织制定的，在相关专业领域中高级责任护士必须完成的护理继续教育课程。

④ 熟练掌握基础护理、专科护理及常用急救技术，能独立准确评估、判断和处理整形美容专业护理问题；能根据患者情况制订护理计划并组织实施。

⑤ 有一定的组织、指导临床、教学、科研的能力，是科室的护理骨干。

（2）岗位职责

① 在护士长的领导下，负责病区的日常护理工作，任期一年。

② 根据工作需要，承担科室各岗位工作任务，包括夜间急诊手术的配合。

③ 每周参加科主任查房1次，根据患者病情提出和组织护理会诊，参加新开展手术或是疑难病例手术术前讨论，并掌握新开展手术的术前准备、术中配合、术后护理，协助护士长指导下级护士开展护理工作。

④ 每日组织护理查房，指导下级护士工作，及时解决疑难问题，评价护理质量和文书书写质量。

⑤ 根据需要可随时组织本小组护理业务查房和业务学习，

提高护理小组的护理理论水平。

⑥ 督促本小组护理人员严格执行各项规章制度和技术操作规程，按工作标准对本小组护理工作进行检查，发现护理缺陷、事故时及时报告护士长和质控护士，共同查明原因，提出整改措施，跟踪改进，并按要求将缺陷发生过程及处理意见上报护理质量管理与持续改进委员会。

⑦ 做好病区管理工作，物品陈设做到统一、规范，保持候诊大厅及病区清洁、整齐、肃静、安全，做好病区的消毒隔离工作，预防院内感染的发生。

⑧ 协助护士长负责科室新护士理论和技术的训练、考核，并在护士培训手册上做好记录。

⑨ 协助护士长督促检查卫生员、护工的工作，如实评价小组护士及护理员的工作。

⑩ 节假日需参加值班或查房。

（3）遴选标准

① 具有护理大专或以上学历的主管护师、护师、工作5年以上者。

② 熟练掌握15项基础护理操作及常用急救技术，熟练掌握整形美容专科各项护理技术操作及专科理论知识。

③ 每年从事临床护理工作44周以上，每年临床二线值夜班50次以上。

④ 能胜任带教工作，承担、组织、主持本专业的护理查房及病例讨论，每年不少于3次。

⑤ 能指导下级护理人员进行危重患者抢救。

⑥ 具有病房管理能力，能协助护士长管理科室工作。

⑦ 每年至少写一篇护理论文。

⑧ 具有一定的外语表达能力。

（4）遴选流程

① 根据本职位基本要求、岗位需要及科室人才现状，确定

"选拔任用条件"，并在全科范围内公布此次竞争上岗的职位、竞聘流程。

② 民主推荐及个人自愿报名相结合，按护理组长实际产生数的1∶2定候选人，民主推荐可采用会议投票推荐。

③ 竞争考核：对候选人由护士长负责考察。全面考察其德、能、绩，核定是否符合评选标准。并对候选人由科室组织业务考核、心理测试。业务考核包括理论考核及专科技术考核。

④ 民主测评：候选人在科室进行竞聘演讲，评委由全科工作人员及科主任、质控医生、质控护士、护士长组成的考评小组担任，科室人员、考评小组评分分别占40%、69%。

⑤ 按考核、民主测评两大项分数相加计总成绩。高分当选。

19. 整形美容外科质控护士的职责是什么？

答：整形美容外科质控护士的职责：

（1）认真学习上级下发文件，贯彻落实上级护理中心（或护理部）的精神。

（2）参与本院护理质量标准的制订。

（3）参与本院护理质量控制制度的制订。

（4）根据本科护理质控人员的特点，合理分工。

（5）定期组织小组成员学习、交流。

（6）定期或不定期组织小组成员进行质量检查。

（7）根据检查中发现的问题制定整改措施，并督促落实，职责中提到的，都要有书面材料。包括"护理质量计划"、"护理质量标准"、"质控制度"、"分工记录"、"会议记录或学习记录"、"检查记录"。

20. 整形美容外科A班护士的职责是什么？

答：整形美容外科A班护士的职责：

（1）在护士长领导和护理组长指导下进行工作。

（2）认真执行各项护理制度和技术操作规程，正确执行医嘱，准确及时地完成各项护理工作，严格执行查对及交接班制度，防止差错、事故的发生。

（3）做好基础护理工作。经常巡视病房，密切观察病情变化，发现异常及时报告。

（4）认真做好危重患者的抢救工作。

（5）视情况允许，尽可能参加每周科主任组织的大查房。

（6）协助医师进行各种诊疗工作，负责采集各种检验标本。

（7）在护理组长的指导下参加护理查房，指导护生和护理员、卫生员的工作。

（8）定期组织患者学习，宣传卫生知识和住院规则。经常征求患者意见，改进护理工作。

（9）办理入、出院、转科、转院手续及有关登记工作。

（10）在护士长领导下，做好病房管理，消毒隔离，物资药品材料请领导保管等工作。

21. 整形美容外科P班护士的职责是什么？

答：整形美容外科P班护士的职责：

（1）在护士长领导和护理组长指导下进行工作。

（2）认真执行各项护理制度和技术操作规程，正确执行医嘱，准确及时地完成各项护理工作，严格执行查对及交接班制度，防止差错、事故的发生。

（3）做好基础护理工作。按要求巡视病房，密切观察病情变化，发现异常及时报告值班医师，并通知护理副组长。

（4）参与病房管理，保证夜间病房的安全、安静、整洁。

（5）认真做好危重患者的抢救工作。协助医师进行各种诊疗工作，配合医生完成急诊手术。

（6）严格查对制度，总查当日所有医嘱。并检查次日输液、治疗用药。

（7）在护理组长的指导下参加护理查房，指导护生和护理员、卫生员的工作。

（8）在护士长领导下，作好本班时间内病房管理，治疗室、换药室的消毒隔离工作。

22．整形美容外科N班护士的职责是什么？

答：整形美容外科N班护士的职责：

（1）在护士长领导和护理组长指导下进行工作。

（2）认真执行各项护理制度和技术操作规程，正确执行医嘱，准确及时地完成各项护理工作，严格执行查对及交接班制度，防止差错、事故的发生。

（3）做好基础护理工作。夜间按要求巡视病房，密切观察病情变化，发现异常及时报告值班医师，并通知护理组长。

（4）参与病房管理，保证夜间病房的安全、安静、整洁。

（5）认真做好危重患者的抢救工作。协助医师进行夜间各种诊疗工作，配合医生完成急诊小手术。

（6）在护理组长的指导下参加护理查房，指导护生和护理员、卫生员的工作。

（7）在护士长领导下，作好病房管理，治疗室、换药室的消毒隔离工作。次晨更换各种消毒浸泡液体。

（8）打印日报表，便于掌握患者流动情况。

（9）参加早交班，并汇报患者病情。

23．整形美容外科手术室护士的职责是什么？

答：整形美容外科手术室护士的职责：

（1）在护士长领导与上级护师指导下进行工作。

（2）担任器械护士或巡回护士，负责术前准备、术中配合和术后整理及术中深部手术点数，手术标本的留取、保管和送检。

（3）术前一日了解患者病情、手术名称、手术部位、术中要求及特殊准备等，并准备手术间物品。根据医嘱进行输液、用药。协助麻醉医师工作。负责摆放手术体位，固定肢体。

（4）负责管理手术间，保持手术间安静、有序。及时检查、清理、补充各种物品消毒和手术间工作环境。

（5）负责监督手术人员的无菌技术操作，认真管理手术间工作环境。管理参观人员，嘱其不要随意走动或进入非参观手术间。发现参观人员距无菌手术台、器械台＜30cm或影响手术操作时，应立即纠正。

（6）正确使用高频电刀，将负极板放于肌肉丰厚处（如大腿、臀部）。患者的皮肤不能直接接触手术床的金属部分，防止灼伤。若使用的是不锈钢板的负极板，应在其面上涂以导电胶或盐水。

（7）严密观察病情变化，保持输液通畅、体位正确、肢体不受压，定时开放止血带，随时调节室内温度等。必要时帮助术者擦汗。

（8）树立爱伤观念，操作时动作要轻。术中要关心爱护患者，注意保暖。非全麻患者，应加强言语沟通、安抚患者。负责手术切口包扎。护送患者回病房时，与病房护士交接交代患者病情及注意事项。

（9）认真书写术中护理记录单，并做好交接。

（10）协助配合新业务、新技术的开展，认真撰写学习笔记。

（11）指导消毒员、护理员进行手术物品消毒和手术间的清洁、整理工作。

24. 整形美容外科前台护士的职责是什么？

答：整形美容外科前台护士的职责：

（1）热情主动问候及迎送顾客和探访人员。

（2）引导新诊顾客至分诊台填写资料并解释必要性。

（3）妥善安置顾客并提供饮品。

（4）公平合理有序地安排咨询人员接诊。

（5）随时巡视大厅环境，保证大厅环境的整洁。

（6）办理挂号、缴费、入院手续。

（7）妥善安排复诊顾客及纠纷顾客，协助咨询人员做好与相关部门的衔接工作。及时与现场咨询交流顾客信息。

（8）认真细致完成门诊各类资料报表的总汇，并保护好患者资料，防止外泄。

（9）有特殊情况及时反馈主管或相关部门。

（10）注重发挥团队建设和集体主义精神，互相协助，共同提高，完成好各项工作任务。

第三章

整形美容外科手术感染控制与安全管理

25．整形美容外科手术前预防感染的注意事项有哪些？

答：（1）注意术前、术中、术后的无菌操作。

（2）注意在术前1～2周内，勿服用抗凝类、血管扩张类及激素类的药物，手术前确定身体健康，无传染性疾病、无血肿或其他身体炎症。不要化妆，女性要避开月经期。

（3）有吸烟嗜好的患者至少术前戒烟2周。

26．工作人员如何进行手的消毒？

答：首先采用七步洗手法清洁双手：

（1）在流动水下，使双手充分淋湿。

（2）取适量肥皂（皂液），均匀涂抹至整个手掌、手背、手指和指缝。

（3）认真揉搓双手至少15s，应注意清洗双手所有皮肤，包括指背、指尖和指缝，具体揉搓步骤为：①掌心相对，手指并拢，相互揉搓。②手心对手背沿指缝相互揉搓，交换进行。③掌心相对，双手交叉指缝相互揉搓。④弯曲手指使关节在另一手掌心旋转揉搓，交换进行。⑤左手握住右手大拇指旋转揉搓，交换进行。⑥将五个手指尖并拢放在另一手掌心旋转揉搓，交换进行。⑦揉搓手腕，双手交换进行。

外科手消毒的刷手顺序：指尖→指蹼→甲沟→指缝→手掌→手背→腕部→前臂→肘关节；刷手时力度适中，匀速，范围包括手掌、前臂、肘关节上10cm（上臂下1/2），刷手时间相等且左右手交替进行。

冲洗的顺序：手掌→手臂→肘部，避免水从臂部流向手部，造成污染。

27．如何进行手术室内空气消毒？

答：每天早上用空气循环机进行全面消毒40～60min，中间做完手术后用同样方法进行消毒即可使用。

（1）手术间、无菌间、走廊每日紫外线照射两次，每次40min，术后房间照射40min。

（2）术中需要可开启空气净化器，并每月空气培养一次或随时由医院感染管理科抽样监测。

28．如何进行手术室内物品和环境表面的消毒？

答：（1）手术室地面每天用含氯消毒剂500～1000mg/L拖地两次；室间台桌每天用含氯消毒剂500～1000mg/L抹两次；无菌房储物柜内面每周用含氯消毒剂500～1000mg/L抹一次；洗手间每日上下刷洗一次500～1000mg/L；患者的血液、体液洒落地，用含氯消毒剂消毒后，立即擦除；一切清洁工作均应湿式打扫。

（2）手术室内应每月冲刷地板、墙壁、壁柜及门窗一次。

（3）每次手术结束后更换床单被套。

（4）拖鞋每次用含氯消毒剂（250mL/L）浸泡并刷洗，每日一次，每周用消毒剂擦拭更鞋柜一次。

29．整形美容科手术室的十大安全目标是什么？

答：整形美容科手术室的十大安全目标如下。

目标一：严防手术患者、手术部位及术式错误

（1）手术患者接送程序严格遵守《护理工作管理规范》的手术患者查对制度、交接班制度，提高对手术患者基本信息掌握的准确性。

（2）建立使用腕带作为手术患者身份识别标识的制度。

（3）建立与实施手术前确认制度，设立《护理文书规范》中的手术专科护理单。

（4）按照制度与规范，术前由手术医师在手术部位作标识，并主动邀请患者参与认定，避免错误的患者、错误的部位，实施错误的手术。

（5）按照《术前准备单》内容，病区与手术室护士对患者身份与手术名称核对、术前准备及带入手术室物品清点三个部分进行交接核查。

（6）按照《手术安全核对单》内容，在麻醉、手术开始实施前，实施暂停程序，由手术者、麻醉师、手术/巡回护士执行最后确认程序后，方可开始实施麻醉、手术。

目标二：严防手术器械、敷料遗留体内

（1）建立手术器械、敷料清点制度及工作指引。

（2）严格把握手术器械、敷料检查和核对时机，器械护士与巡回护士在术前、关闭体腔前后、缝合皮肤前共同清点器械、纱布、缝针等并记录，同时应注意器械、敷料的完整性，缝合皮肤前再次清点无误后，在"手术器械、敷料清点单"上签名确认。

（3）及时清点并记录手术中追加的器械、敷料。

（4）清点手术物品时必须是两位护士按照相同次序，完全摊开敷料并同时发出声音，必须使用有X光显影的敷料，台上敷料不得裁剪，不能用于术后伤口包扎。

（5）如发现器械、敷料数量与术前不符，立即告知医生，并仔细查找，必要时征求手术医师意见采取适当措施如借助X光查找，并在《手术护理记录单》的"术中特殊记录"栏中记录备案。

目标三：严防患者意外伤发生

防坠床：

（1）建立与健全手术患者安全接送工作指引，有评估接送患者过程中的不安全时段、原因分析、管理对策及安全隐患的防范措施。

（2）术前使用镇静剂或麻醉前用药的手术患者应用平车接送，各种接送患者的车、床应有安全带或护栏，重危患者需有经（主）治医生陪送。

（3）烦躁不安、神志不清或麻醉复苏期躁动的患者、儿童应有专人守护，根据需要使用相应的约束带。

（4）负责接送患者的工作人员能根据不同的病种，有针对性地使用保护工具。

防管道脱落：

（1）严格执行《临床护理技术规范》中要求的留置引流管的护理原则。

（2）接送患者前应评估患者情况，将各种留置的管道按要求固定好后，方可移动患者。

（3）接送患者应有专人负责，各级人员分工明确：如麻醉医师负责气管插管或鼻咽通气道、巡回护士负责其余各类管道、运输人员负责平车的安全。

（4）对护士做好妥善固定静脉通道及各种引流管道的相关培训。

目标四：严防手术患者低体温

（1）手术室室温应在22～24℃之间，相对湿度为50%～60%。

（2）安全、有效使用各种保温用具，但应避免烫伤。

（3）输入液体应加温至36～37℃左右方可使用。如非手术特殊需要，冲洗液应加温至36～37℃后方可供应手术台上使用。

（4）对护士进行术中保暖知识及工具使用的相关培训。

目标五：手术体位安全舒适

（1）建立及健全各种手术体位摆放的原则、摆放体位的注意事项及评价标准。

（2）科室应有手术体位摆置的理论与操作的相关培训。

（3）科室应提供各类防范体位损伤的保护用具。

（4）建立手术期的健康教育与评估，通过术前访视，了解并评估患者的需求。

（5）针对性选用合适的体位及其保护用具，通过术后随访评价体位摆放的安全及舒适，达到持续质量的改进，正确使用压疮风险评估表，根据患者的病情、年龄、营养状况、手术时间、术中可能出现的各种风险情况等对受压部位的皮肤进行评估并采取相应的保护措施。

（6）建立压疮报告制度和程序。对术后发生不可避免的压疮时，应有记录及相应的措施，并逐级上报。

（7）截石位、侧卧位、俯卧位、牵引体位等特殊手术体位的患者恢复平卧位时，应有2人以上协助转动患者。

目标六：提高用药安全

（1）建立与健全药品管理制度、安全用药管理制度。

（2）麻醉药品、第一类精神药品严格按照《医疗机构麻醉药品、第一类精神药品管理规定》进行管理，做到专人、专册、专柜、专锁、专处方。

（3）常用药、急救药品、消毒液、静脉液体必须严格分开放置，标识清晰。

（4）手术台上使用的药物及盛药物的容器（如注射器、杯子、碗）必须有明显的标签，标签上应注明药物的名称、浓度、剂量。

（5）手术台下用药必须粘贴标签，标签上应注明药物名称、浓度、剂量、有效期，并有准备/抽取药物者与核对者的签名。

（6）建立抢救用药记录本，记录抢救时执行口头医嘱的药物名称、剂量、用法及各项紧急处置的内容和时间，保留抢救用品，事后由医护双方进行确认核查。

目标七：手术植入物安全

（1）所有植入物使用必须符合《医疗器械和药品准入制度》及相关规定。建立外来器械及手术植入物的管理制度，所有植入物必须是经国家批准的人工假体，同时必须具备法人营业执照、医疗器械生产企业生产许可证或经营许可证、产品注册证、税务登记证。

（2）植入物的每一灭菌循环，应在生物监测结果出来，且为阴性时方可使用。

（3）植入物使用记录应可追溯到产品名称、型号、数量、生产厂商、供应商。以上资料一式两份，一份留病历（粘贴在《手术护理记录单》或其他指定位置），另一份保存于设备科或药械科。

（4）可吸收植入物，每个包装只可一次使用，开包后未用或用后剩余部分，不可再包装使用。例如：可吸收吻合器、可吸收闭合夹。

（5）外来器械（包括厂商提供骨科植入物专用手术器械）必须在手术开始的24h前送到手术室，手术室接到器械后必须重新清洗、包装、灭菌。

（6）快速灭菌、等离子灭菌均不能用于植入物灭菌，紧急情况灭菌植入物时，可在生物灭菌过程验证装置（PCD）中加入5类化学指示物。5类化学指示物合格可作为提前放行的标志，生物监测结果应及时通报使用部门。

（7）当出现紧急情况（如突发性创伤性患者需要骨钉、钢板等）时应记录备案后，才能在生物监测结果出来前使用植入物，待监测结果出来后也需追踪记录在案，记录保证完全的追溯性。在生物监测结果出来前使用植入物应视为特例，而不是操作常规。对紧急情况必须分析提前使用原因和填写改进措施，以便日后改善。

目标八：安全、正确留置手术标本

（1）标本储存间应具有独立功能，标本留置液应由医院药剂科统一配制和管理。

（2）设立手术标本存放专柜，建立标本留置、送检的制度及操作流程。

（3）器械护士妥善保管手术中切下的任何组织，严防丢失或弄错标本。对不用送检的标本，按病理性废弃物处理。

（4）标本袋外粘贴标签，标签上应注明患者姓名、科别、住院号、标本名称及留置日期。

（5）冰冻切片或需要新鲜活体组织检查时，巡回护士应立即将标本放入标本袋（瓶），贴上标签，标签上注明患者姓名、科别、住院号、标本的名称、数量，连同病理单及时送病理科，并与病理科做好签收手续。

（6）建立标本送检交接登记本，留置标本及送病理检查应有双人核对并签名，专人定时送检。

目标九：安全、正确使用电外科设备

（1）建立电外科设备管理制度和操作规程，有使用和维修登记本，定期做好仪器设备的维修、保养，使用电外科仪器时医护人员要遵守职业健康安全指引，在《术中护理记录单》中记录电外科设备使用情况。

（2）对护士进行电外科原理、安全正确使用电外科设备相关理论及操作的培训，避免在有挥发性、易燃、易爆气体的环境中使用电外科设备，例如：肠道手术，气管内、头颈面部手术开放给氧时。

（3）对体内存放有心脏起搏器、金属植入物（钢板等）、人工电子耳蜗、脑部深层刺激器、脊椎刺激器等植入物的患者，建议使用双极电凝器。

（4）有负极板使用指南，使用负极板时应评估患者本身存在的危险因素，选择不同负极板。

目标十：严防手术室的医院感染

（1）隔离管理要求

① 根据《医院隔离技术规范》的要求，制定隔离预防制度。

② 应明确服务流程，保证洁、污分开，防止因人员流程、物品流程交叉导致污染。

③ 有特殊感染手术的安排及处理原则。

（2）器械消毒、灭菌的使用及监测

① 清洗消毒及监测工作应符合卫生部2009年《消毒供应中心管理规范》、《清洗消毒及灭菌技术操作规范》及《清洗消毒及灭菌效果监测标准》。

a.进入人体无菌组织、器官、腔隙或接触人体破损的皮肤、黏膜、组织的诊疗器械、器具和物品应进行灭菌。

b.接触皮肤、黏膜的诊疗器械、器具应进行消毒。

c.有被朊病毒、气性坏疽及不明原因传染病病原体污染的处理流程（一次性、重复使用）。

d.快速压力蒸汽灭菌器消毒的器械适用卡式盒或专用灭菌容器盛放裸露物品灭菌，4h内使用，不能存储。

② 有相关清洗、消毒、灭菌设备的操作流程。

③ 有职业安全防护原则和方法。

（3）抗生素的使用时机

① 抗生素的使用要严格掌握适应证、药物选择、用药起始与持续时间，给药方法要按照卫生部的《抗菌药物临床应用指导原则》有关规定。

② 术前0.5～2h内，或麻醉开始时首次给药，手术时间超过3h或失血量大于1500mL，术中可给予第二剂；总预防用药时间一般不得超过24h。

30. 整形美容手术常用的手术体位有哪些?

答：整形美容手术常用的手术体位有仰卧位、侧卧位（分左、右侧卧位）、俯卧位、截石位、局麻坐位。

（1）仰卧位

① 腹部手术：患者平卧，双上肢自然放于身体两侧置于压手单下，或外展于托手板上外展角度应少于90°，双膝下放一软枕。压腿带轻轻固定膝部。

② 眼部手术：枕部垫一海绵垫圈。

③ 乳房手术：（上肢外展仰卧位）患侧上肢外展置于托手板上，外展不超过90°。其余同仰卧位。

④ 颈部手术：枕部垫一海绵垫圈，根据患者脖颈长短在双肩下垫一肩垫（平肩峰），抬高肩部20°，头后仰，颈底下垫一

软枕，防止颈部悬空，头两侧置小沙袋各一，固定头部，避免摇动，保持头颈部过伸位，手术床应保持头高脚低位15°～20°。

⑤ 小儿手术：婴幼儿需要在肩下垫一棉枕，使其头颈后仰，保持呼吸道通畅。

（2）侧卧位　侧卧90°，背侧近床缘，头下垫头圈，下耳郭置于圈中防止受压，腋下垫一腋垫，距腋窝约10cm，束臂带固定双上肢于支臂架上，前后（背部、臀部、耻骨联合处、胸部）腰卡固定，下腿伸直，上腿屈膝，两腿间垫软枕，膝关节处用固定带固定。

（3）俯卧位　患者俯卧，头偏一侧或支撑于头架上（如全麻患者眼部涂金霉素软膏保护眼睛），胸部垫一大软垫，尽量靠上，髂棘处垫一软垫，使腹部悬空，保持胸腹部呼吸运动不受影响，双上肢放平，置于身体两侧，用中单固定，或自然弯曲置于头两侧，用束臂带固定，小腿垫一大软垫，使踝关节自然弯曲下垂，防止足背过伸。

（4）截石位　患者仰卧，两腿分开，臀部尽量向下移出于手术台下折的床板，两腿屈髋、膝放于腿架上（平行），腿与腿架间垫一棉垫，用绷带缠绕固定，一侧手臂置于身旁，压手单固定，另一侧手臂可固定于托手板上供静脉输液。两腿高度以患者膝部自然弯曲下垂为准，两腿宽度为生理跨度45°，膝关节摆正，不要压迫腓骨小头，摇下手术床尾，臀上垫胶单。适用于整形外科的妇科爱心手术，如：处女膜修补、阴道紧缩手术等。

（5）局麻坐位　患者坐在手术床上，将手术床头端摇高75°，床尾摇低45°，整个手术床后仰15°，患者屈膝半坐于手术床上，双上肢自然下垂，固定。常用于注射微整形术。

31. 何谓局部肿胀麻醉技术？

答：将麻醉药物注入局部组织内，以麻醉神经末梢，使局部神经末梢失去传导痛觉的功能，从而产生局部麻醉效果。

32. 局部肿胀麻醉液的组成成分有哪些?

答：局部肿胀麻醉液的配制：

（1）1000ml生理盐水中加入2%利多卡因20～50ml、肾上腺素1mg、5%碳酸氢钠5～20ml。配成利多卡因的浓度是0.05%～0.1%,肾上腺素液的浓度是1：200万～1：100万。

（2）1000m乳酸林格液中加入2%利多卡因10～25ml、肾上腺素1mg。

另一种改良是将肿胀液加热至38～40℃，以减少体温丧失和增加术中、术后患者的舒适程度。

33. 除脂手术注射肿胀液的目的是什么?

答：注射肿胀液目的是使脂肪层膨胀，间隙清晰，溶化脂肪，抽吸时减轻损伤，减少出血。

原因：①肾上腺素的局部应用使局部血管收缩药物吸收减慢；②脂肪与利多卡因有亲和性，可延缓吸收。

34. 局部肿胀麻醉的方法有哪些?

答：①一针式浸润；②线形浸润；③深部浸润；④肿胀浸润麻醉。

第四章

生物医学材料在整形美容外科的应用

35．何谓生物医学材料？

答：指一类具有特殊性能、特种功能，用于人工器官、外科修复、理疗康复、诊断、治疗疾患，而对人体组织不会产生不良影响的材料。

36．生物医学材料有哪些种类？

答：根据生物医学材料的不同来源、性质、应用部位和使用要求可有不同的分类方法。

（1）按材料的来源分类 ①同种器官和组织：如异体角膜移植。②异种器官和组织：如猪的皮肤用于覆盖人体烧伤创面，牛软骨用于隆鼻等。③提取与改性的天然生物材料：如从动物皮肤、肌腱提取的胶原经处理用于制作缝线。④合成材料：如硅橡胶制成的整形块、乳房假体。

（2）按材料的性质分类 ①高分子材料：如硅凝胶、硅橡胶、聚四氟乙烯等。②金属材料：如钛合金、钢合金材料等。③无机非金属材料：如羟基磷灰石等。④天然生物材料：如动物皮肤经过处理制成的人工皮等。

（3）按材料在人体的应用部位分类 ①硬组织材料：主要包括骨科、口腔科材料。②软组织材料：主要包括各种填充的美容整形材料。③心血管材料：主要包括人工血管、心血管导管等。④血液代用材料：主要包括人造红细胞、代血浆等。⑤分离、过滤、透析材料：主要包括各种血液净化、血浆分离及人工肺使用的选择性透析材料等。

（4）按材料的使用要求分类 ①非植入性材料和制品：如义耳、义眼等赝复体。②植入性材料和制品：如人工乳房假体、组织扩张器、钛合金骨钉等。③血液接触性材料和制品：如心导管等。④降解和吸收性材料和制品：如聚乳酸制成的可吸收缝线等。⑤其他：如聚丙烯酰胺制成的诊断用固化酶载体等。

37. 何谓生物医学材料的生物相容性？

答：生物医学材料的生物相容性是指生命体组织对生物医学材料产生合乎要求的一种性能，是衡量材料的一个最重要的指标。它反映了人体与生物医学材料的相互作用程度。包括人体对医学生物材料的作用及材料对人体的影响，表现为医学生物材料植入后的变化及人体的反应，其结果会使各自的性质和功能受到影响。生物相容性是一个整体概念，局部组织反应可引起全身反应，这种全身反应又反过来对材料与组织的相互作用产生影响。医学生物材料的生物相容性，除了取决于材料的本体特征，还取决于材料的表面特征。除此之外，还有许多因素影响着生物相容性。材料的尺寸与材料的生物相容性相关，如纤维材料的纤维直径与对白细胞的吸附有重要关系。同一材料在不同情况下的生物相容性不同，如四氟乙烯具有很好的生物惰性，但用它制成的人工关节磨损产生的微屑却会引起严重的炎症和毒性。

38. 整形美容外科常用生物材料有哪几类，分别有何特点？

答：有三类：

（1）高分子类生物材料，其特点：具有各种有利于人体应用的性能，诸如在水溶液中的稳定性、在周围环境中的耐化学腐蚀性、易于加工成形、基本无毒等。

（2）无机非金属类生物材料，其特点：其中的生物活性材料的生物相容性很好，但普遍存在弯曲强度小、抗张强度低、缺乏机械强度、在受到一定压力作用时易发生折断等缺点，因此较多用于对骨窝洞类缺损的充填性治疗。

（3）金属类生物材料，其特点：具有较高的机械强度，耐磨耗，能负重，生物相容性优良。

39．生物医学材料对人体有哪些影响？

答：生物医学材料植入体内后，可对局部组织和全身产生作用和影响。主要包括局部的组织反应和全身的免疫反应。

（1）局部组织反应 生物医学材料植入体内后，可在植入物周围发生不同程度的炎症反应。这是机体对异物进行酶解和消化的结果。但大多数医学生物材料比较稳定，不会被很快代谢掉。这时胶原纤维会包围在植入物周围形成被膜，或称为包囊，将正常组织与植入物隔离开。

纤维包囊形成后可发生以下变化：

① 纤维囊增厚，从而影响局部的血液供应，并为机体代谢产物和材料变性产物提供蓄积场所；

② 纤维囊钙化或变硬，引起力学性能不相配而发生疼痛；

③ 局部持续性感染，由于纤维囊血运较差，缺乏足够的免疫细胞，坏死细胞清除较慢，使感染持续存在甚或加重。

（2）全身免疫反应 有些生物医学材料植入后可导致全身性的免疫反应，包括体液免疫和细胞免疫反应。这种免疫反应的发生与补体的激活密切相关。在临床上可表现为过敏反应，容易感染，高的恶性肿瘤发生率，软组织钙化或纤维化，特别是肺纤维化、钙化及动脉硬化等。

40．如何对生物医学材料进行消毒与灭菌？

答：环氧乙烷是对生物医学材料进行消毒与灭菌最有效的方法之一。环氧乙烷对包括细菌、真菌、芽孢和病毒等各种微生物的杀灭作用都很强。在一般温度下能迅速与包括氨基酸、蛋白质、核蛋白等多种有机物质发生反应。可作用于蛋白质的巯基、羟基、氨基和羧基，取代各基团上的氢原子，生成一种烷基化合物，从而阻止微生物酶的正常功能，使微生物新陈代谢发生障碍而死亡。环氧乙烷具有很强的穿透能力，可穿透棉布、纸张、聚乙烯薄膜等。最理想的包装材料是聚乙烯薄膜和纸。灭菌后可保存6个月。

41. 何谓皮肤软组织扩张术?

答：皮肤软组织扩张术是整形外科特有的先进治疗方法之一，其原理就是将皮肤软组织扩张器植入病变附近正常皮肤软组织下，通过间断地向扩张囊内注射液体以增加扩张器容量，使其对表面皮肤软组织产生压力，通过扩张机制对局部的作用使组织和表皮细胞的分裂增殖及细胞间隙拉大，从而增加皮肤面积，取出扩张囊后，就可以用新增加的皮肤软组织进行组织修复和器官再造了。

42. 皮肤软组织扩张器分几类?

答：皮肤软组织扩张器主要有可控型与自行膨胀型两大类，每类又有若干不同的规格和型号。

（1）可控型软组织扩张器由扩张囊、注射壶及连接导管三部分组成。

① 注射壶直径约1～2cm，基底有金属片以防止穿刺过深或穿破，壶内有特制的单向或双向活瓣，液体注入后能自行关闭，不致从针孔外溢。

② 连接导管直径约3mm，长约5～15cm不等。

③ 扩张囊是扩张器的主体，按形状可分为圆形、椭圆形、肾形、半月形、矩形、圆柱形等，其大小可有从10mL到800mL的多种不同规格。

（2）自行膨胀型软组织扩张器是利用具有半渗透膜性能的硅胶膜囊壁内外的渗透压差使扩张囊自行扩张。扩张囊内含有一定容量的氯化钠饱和溶液，当扩张囊埋入体内后，体内组织液渗透压远低于囊内，囊内外产生渗透压差，通过扩张囊半透膜作用，囊外的组织液慢慢地渗入囊内。扩张囊逐渐充盈膨胀达到自行扩张的目的。其优点是不需要定期向囊内注入盐水，操作比较方便。

然而扩张速度和时间不易控制，一旦扩张囊密闭性遭到破坏，囊内的高渗盐水渗漏到组织间可导致局部组织坏死，临床应用较少。

43. 如何选择皮肤软组织扩张器？

答：皮肤软组织扩张器大小形状的选择要根据拟修复的部位、形态、范围和可供扩张的正常皮肤的面积来决定。通常的情况下，头皮部位宜选择圆形、肾形、长柱形，额部宜选择肾形、面部选择圆形或长方形，眶周部位选择半月形，鼻背部位选择三角形，耳区选择肾形，颈部选择肾形或长柱形，躯干和四肢各部位选择肾形或长方形，阴囊部位则选择半圆形或圆形。

扩张器的容量一般根据需要修复的面积大小和可供扩张的正常皮肤的面积大小而定。根据有关临床资料统计，修复 $1cm^2$ 头皮秃发区需要的扩张容量为 $3 \sim 3.5mL$，修复 $1cm^2$ 面颈部的皮肤组织缺损需要扩张容量为 $4.5 \sim 5mL$，而修复躯干和四肢者，其扩张容量介于上述两者之间。

44. 如何检查与消毒皮肤软组织扩张器？

答：首先用 20mL 的注射器抽取 $10 \sim 20mL$ 的生理盐水或注入空气，换取 0.45# 针头找到扩张器注射壶，当注射针头触及壶底的时候，开始注入生理盐水或注入空气。平放在手上挤压看看有无漏气。

扩张器的消毒最好的方法是环氧乙烷，也可采用高压蒸汽、煮沸、放射等消毒，但不宜采用酒精浸泡和福尔马林熏蒸消毒，因为后两种方法难以杀灭囊内的细菌。消毒时特别要注意避免与锐利的手术器械接触以防刺破扩张囊。煮沸或高压消毒前应将扩张囊内的空气抽除，以防消毒过程中过度膨胀破裂。

45. 高分子类生物材料包括哪几类？有何特点？

答：种类包括硅橡胶、聚甲基丙烯酸甲酯、聚四氟乙烯、高密度聚乙烯、聚乳酸、聚羟基乙酸、聚酯（涤纶）和聚酰胺（尼龙）、聚氯乙烯、聚丙烯腈等。

特点：这类材料具有各种有利于人体应用的性能，诸如在水溶液中的稳定性、在周围环境中的耐化学腐蚀性、易于加工成形、基本无毒等。

46．无机非金属类生物材料包括哪几类？有何特点？

答：（1）羟基磷灰石　具有优良的生物相容性，无毒、无刺激性、无排斥反应、不老化、不致敏、不致癌。极易与邻近的骨组织结合。能够较好地维持所需的形态和体积。羟基磷灰石极少引起异物及炎症反应。

（2）钙磷陶瓷　钙磷陶瓷（又称磷酸钙陶瓷）与生物惰性材料相比，由于其组成、结构与机体骨、牙硬组织的无机成分相接近，植入体内对组织细胞无不良刺激、无抗原性、不影响正常骨的自然矿化过程、能促进组织修复、具有良好的细胞相容性及骨引导作用，是目前比较理想的用于骨组织修复的复合涂层材料。

（3）氧化铝　氧化铝在活体中不会释放出铝离子，植入后很快被机体组织包裹，无明显生化效应。氧化铝属于坚硬、牢固、耐磨的一类物质。

（4）碳　碳纤维具有很好的强度与可加工性。碳纤维可用于人工肌腱和韧带的置换，但因纤维间相互摩擦导致断裂，只取得了有限的成功。

（5）硅酸盐　常用硅酸盐材料有：

① 生物玻璃，该材料置入与骨直接接触时，材料表面可形成磷酸钙碱性层，从而使骨与其产生骨结合。生物玻璃不能被骨组织代替，它是一种很好的骨替代物。

② 离聚物，该材料可作为骨缺损的充填材料，其呈颗粒状，植入后不吸收，在纤维骨组织包围前有变形和移位的可能。

③ 离子化骨水泥，材料经调和呈糊状，10min后固化，固化前可塑形，该材料与骨能结合，但骨组织不能替代和长入材料内。

47. 金属类生物材料包括哪几类，有何特点？

答：金属类生物材料包括以下四类。

（1）纯钛材料　特点：钛密度小、强度大、耐高低温，具有良好的耐腐蚀性、生物相容性及良好的理化、力学和综合工艺性能。

（2）钴-铬合金　特点：钴-铬合金在耐蚀性、耐疲劳性及耐磨耗性等方面优于不锈钢。

（3）不锈钢　特点：不锈钢如铬不锈钢、铬镍不锈钢等是一种不生锈的金属，密度较大，约为人体骨密度的2倍，一直作为手术器具材料广泛使用。

（4）黄金　特点：黄金在耐蚀性、耐疲劳性及耐磨性等方面优于不锈钢，但价格昂贵，逐渐被其他较好的人工骨材料替代。

48. 聚四氟乙烯的性质如何？在整形美容外科有哪些应用？

答：聚四氟乙烯的性质：聚四氟乙烯的理化性能稳定、无毒、耐高低温（温度范围为-200～250℃）耐化学腐蚀，有海绵状、膜状、片状、块状和圆管状等不同形态。材料特点是光滑不黏、摩擦系数极小、摩擦特征与冰相似、易塑形、有低弹性和一定的柔韧性、不易撕折，适合于软组织或有一定柔韧要求血管、韧带等缺损的修复。

在整形美容外科应用：可用于人工血管或心脏瓣膜修补术、隆鼻，也可作为防止神经、肌腱、关节、皮肤、黏膜等粘连的间隔物。

49. 羟基磷灰石的性质如何？在整形美容外科有哪些应用？

答：羟基磷灰石的性质：具有优良的生物相容性，无毒、无刺激性、无排斥反应、不老化、不致敏、不致癌。极易与邻近的骨组织结合。能够较好地维持所需的形态和体积。羟基磷灰石极少引起异物及炎症反应。

在整形美容外科应用：①充填骨窝洞类缺损；②作为人工骨应用；③作为复合材料应用。如：HA（羟基磷灰石）与BMP（骨形成蛋白）脱钙骨基质等骨诱导剂的复合应用；HA与具有黏附力的蛋白或化学物质的复合应用；HA与金属材料的复合应用；HA与TCP（磷酸三钙）的复合应用；HA与其他材料的复合应用。

50. 医用硅橡胶的性质如何？在整形美容外科有哪些应用？

答：医用硅橡胶的性质：硅橡胶具有良好的理化稳定性和生理惰性，体内长期埋植，能耐组织液腐蚀，不被机体代谢、吸收和降解，它还具有疏水性、透气性、耐热性、较好的血液和组织相容性以及良好的工艺性能。

在整形美容外科应用：固体硅橡胶具有术中可雕刻塑形、有弹性、易清洗、可反复灭菌而不发生理化性能改变、可代替软硬两种组织等优点，目前，硅橡胶主要用于如下几个方面。

（1）作为以增加组织量为目的的充填假体。例如：隆鼻、隆颏、隆胸及增厚、增高颅骨、颧骨等。

（2）作为修复软、硬组织缺损或凹陷畸形的充填性材料。例如：颅骨、下颌骨、颧骨、腕骨等骨缺损的修复，用于半侧颜面萎缩、上下颌骨发育不良、颧弓塌陷、上睑凹陷及眼球向上、颌窦下陷或萎缩凹陷眼球的框内充垫物等。对骨缺损或凹陷的修复，已被生物相容性更佳、更具骨特性的其他生物材料所替代。

（3）作为剑鞘、外膜或包膜等间隔性材料应用。例如：为防止肌腱术后粘连，硅橡胶膜可作为手部屈指肌腱吻合或移植处的腱鞘、神经吻合口或移植处的外膜、掌指关节或颞下颌关节头的包膜等。

（4）作为软骨支架应用。例如：耳郭软骨支架，鼻翼、鼻尖、鼻小柱的软骨支架。

（5）作为暂时性人工表皮、短期创面敷料及治疗或预防增生性瘢痕而应用。

51. 常用的鼻假体有哪些?

答：有自体肋软骨、自体耳软骨、自体筋膜、自体真皮、固体硅橡胶、液体硅橡胶、羟基磷灰石微粒人工骨、膨骨聚四氟乙烯（ePTFE）、高密度聚乙烯等，异体软骨以及冻干骨、脱钙骨也可作为隆鼻材料。透明质酸钠、自体脂肪也可用于注射隆鼻。

第五章

整形美容外科护理

第一节 眼部整形与美容

52. 眼部的美容学参考数据有哪些?

答:眼居五官之首,是人体最重要、最精巧、最完善的感觉器官,主视觉功能,是大脑的延伸部分,通常情况下人类从外界获得信息约90%来自双眼。视觉在人类认识客观世界中占极其重要的地位。决定眼部美学的重要因素,大概参考如下数据。

(1)上睑缘与眉弓的距离。上睑缘距眉弓约为20mm符合东方人的美眼标准。

(2)睑裂大小。东方民族成年人睑裂长为27~30mm,高度在平视时为8~10mm,尽力睁眼时可达12~14mm。较为理想的美眼的长度为30~34mm,高度为10~12.5mm。睑裂高度、宽度、倾斜度直接影响眼形和容貌美。

(3)两眼内眦间距与睑裂左右径之比。一般认为睑裂横径和内眦间距相等为较为理想值,即内眦间距相当于一只眼的长度。

(4)两眼外眦间距和与颜面侧缘发迹间的距离。两眼外眦间距为90~100mm,两眼外眦与颜面侧缘发迹间的距离为25~30mm。

(5)角膜露出率。角膜横径一般为11mm,正常眼睛的角膜部分被上眼睑覆盖,露出率在75%~80%。如小于此比例,为上睑下垂。超越此比例,呈惊讶状。

(6)巩膜内眦部横径和巩膜外眦部横径。这一部位的理想值为15~20mm。如在10mm以下,则成假性内斜视。如在20mm以上,会有假性外斜视感。

(7)内、外眦角连线和水平线的夹角。内眦钝圆,外眦呈锐角。内、外眦角连线和水平线的夹角,这一角度东方民族以10°左右居多。此形态外眦角稍向上翘,呈"丹凤眼",无论男女均是美眼的形态之一。

（8）上睑皱襞的位置。标准而又美丽的双眼睑，它的最高位置从内眦开始计算，应保持在5.5mm。

53. 重睑术有哪几种手术方法？

答：（1）常见重睑法：埋线重睑术、切开重睑术、缝线重睑术及植皮重睑术等，切开法是最为常用的方法，是适合任何眼部条件的方法。

（2）新技术重睑法：微创三点式重睑术、生物焊接重睑术、吸雕重睑术，激光重睑术等。

传统的切开法适合任何眼形，缺点是手术过程较慢，恢复时间稍长。目前几种新的手术方法相对损伤小、恢复较快，受医生的青睐，对患者也减轻了恢复过程，但是对眼部的条件有一定要求。

54. 埋线重睑术有何优、缺点？适应证、禁忌证分别是什么？

答：埋线重睑术亦称为高分子成型法，是通过缝合方式，直接把缝线（或高分子缝合线）埋藏于皮肤及睑板之间，使上睑皮肤同睑板发生粘连，形成重睑。

优点：此方法操作简便，创伤小、不留疤痕、消肿快、恢复快、不需拆线，术后护理简单。

缺点：局限性强，适用范围小，对眼皮较厚、皮肤松弛及年龄较大者不太适用，并有重睑消失的可能。

适应证：适合年轻人、眼皮较薄、睑裂长，亦无皮肤松弛的情况。

禁忌证：眼部感染、严重凝血功能障碍和疤痕体质者不宜手术，眼皮厚重、肿眼泡、眼部皮肤松弛者不宜行埋线重睑术。

55．切开重睑术的适应证、禁忌证分别是什么？

答：切开重睑术适应证有：

（1）身体健康、精神正常，主动要求切开法重睑术而又无禁忌证的单睑。

（2）单睑伴臃肿的上睑（俗称肿眼泡）。

（3）单睑伴内眦赘皮。

（4）轻度上睑内翻倒睫。

（5）轻度上睑下垂（结合提上睑肌缩短术）。

（6）上眼皮松弛、下垂、影响视野，多见于老年人。

（7）双眼一单一双，单睑侧可以手术或两眼皱襞宽窄不一，睑裂大小不一。

（8）睁眼时重睑不明显的内双、隐双。

切开重睑术禁忌证：

（1）怀孕或月经期间，因用药和凝血障碍，以免影响胎儿或手术出血。

（2）严重疤痕体质或凝血机制异常者，应事先对医生说明。

（3）眼睛内外有感染疾病者。

（4）对面部麻药过敏或抗麻药者，应告知手术医生。

（5）预知手术达不到理想效果者，应慎重对待。

（6）有某种精神病或心理不健全或心理不稳定者。

（7）对手术期望过高或心理准备不充分，抱有不切实际的要求者，也不适合做切开重睑术。

（8）从美学角度看，圆脸型的人会给人以甜美的感觉，即使不做重睑术，这种美感依然存在，做重睑术反而多此一举，甚至会带来终生遗憾。而圆眼睛的人本身并不给人以眼睛很小的感觉，若做重睑术则会给人以"吊眼"的感觉。

（9）从手术效果来看，"肿眼泡"和"金鱼眼"的人并不适合做重睑术。这是因为"肿眼泡"是因眼部皮下组织沉积过厚而给人以浮肿感。这类眼睛若再加做一道眼皮，更添赘余之感。"金鱼眼"的人眼球外凸，若做重睑术，必然使人觉得眼球愈加外凸，效果也不理想。

56. 重睑术术前、术后的护理要点?

答：(1) 术前护理

① 受术者的心理准备：美容受术者多有不同程度的心理顾虑或恐惧，美容护理人员应认真听取受术者的陈述，端正其求美动机。对期望值过高者，认真分析原因，纠正受术者不切实际的幻想。如果不能纠正，切不可勉强手术。对重睑术缺乏了解而恐惧者，宜通过术前谈话做好心理疏导工作，消除顾虑和一些不良心理。医务人员在术前谈话中应注意谈话技巧，既不应过于全面详尽地讲解并发症而加剧受术者的顾虑和恐惧，更不宜夸大手术的美容效果。交代清楚埋线法和缝线法重睑可能在数年后自然消失，以免术后发生医患纠纷。

② 皮肤准备：术前一日洗头、洗澡，手术当天不要化妆，术前3天开始用抗生素眼药水滴眼。

③ 术前照正面部、正侧位像，以便术后对照效果。

(2) 手术后护理

① 保持伤口清洁，防止感染。术后的伤口清洁是很重要的，如果伤口不干净，很轻易发生感染，导致伤口疤痕的形成。术后洗脸时留意不要湿伤口。手术后1～2天可摘掉眼睛上包扎的敷料，如果伤口上有血痂或分泌物，可用无菌盐水或医用酒精擦拭。

② 不可随便服用止痛药。手术当日伤口会有些疼痛，但随着时间的推移会逐渐减轻。由于阿司匹林类药物会加重伤口出血，不要急于吃去痛片。

③ 重睑术伤口出血、淤血或血肿的防治。如果手术中损伤了小血管或术中止血不彻底，术后眼睛遭到外部撞击、激烈运动或变化无常的情绪都会引起伤口出血、淤血或血肿。为防止上述

并发症的发生，可对局部伤口加压包扎或用冰袋冷敷，但压力不宜大，以免损伤眼睛。术后一旦发生出血不止和严重血肿，应及时到医院复诊。

④ 注意加强眼部肌肉的运动。重睑术一般需覆盖切口一天，术后第二天就要揭去覆盖的纱布，早日做睁眼运动。只有不断加强睁大眼睛的运动，才能促使眼睛肌肉和四周组织的血液循环，减轻并逐渐消除手术部位的肿胀，促进手术淤血的早日汲取。

⑤ 预防手术部位的疤痕增生。一些人在重睑术后仍然使用一些含有重金属如汞之类的除皱防晒用品。这些含有重金属的化妆护肤品有可能加重手术切口的疤痕增生，如果是疤痕体质的人，更会雪上加霜。所以，手术后 3 ～ 6 个月内是手术疤痕的增生期，在这个时期，切不可使用含有重金属的化妆护肤品。

⑥ 注意做好眼睑组织的保湿和软化。手术切口完全恢复正常了，而手术部位依旧有种紧绷绷的感觉。这种现象是重睑术的正常现象。只要做好局部的保湿和软化，紧绷绷的感觉会相应减轻。因此，重睑术的切口完全愈合后，就可以使用一些正规厂家生产的保湿、软化组织及不含重金属的护肤化妆品。

⑦ 重睑术后应有安静舒适的环境休息。室内空气要清新流通并保持一定温度。饮食上增加蛋白质的摄取量，同时多吃水果和新奇蔬菜。术后1周内不要看电视、报纸，卧床休息时最好半卧位（把枕头垫高），以免眼睛过度疲惫或头部位置过低而加重伤口肿胀。

57. 重睑术有哪些并发症？怎样选择修复时机？

答：（1）重睑术后可能出现的并发症

① 重睑线不明显。

② 重睑线过宽或过窄。

③ 双睑不对称。

④ 重睑线较短，形成半双眼皮。

⑤ 形成三眼皮。

⑥ 出现三角眼。

⑦ 皮下结节等。

（2）修复时机　重睑手术修复的时机，应该在术后一周以内修复或三个月以后。因为重睑术后一周内组织尚未完全粘合、易分离。如果超过一周，必须等三个月后进行修复。术后一两个月内由于正处于组织修复期，这时组织脆性大，粘连重，解剖关系不清，此时修复皮肤容易被缝线撕裂，术中出血多，瘢痕增生重，所以最好在三个月后或更长。

58. 眼袋的定义、病因是什么？

答：（1）眼袋的定义　眼袋又称睑袋，系指眶内脂肪经薄弱的眼眶隔膜膨出，在睑部出现组织隆起和皮肤松弛的现象。常见于下睑，中老年人明显，为老龄的面部标志之一。亦见于青年人，多为遗传因素所致。

（2）眼袋形成的原因

① 先天性遗传因素所致眼轮匝肌肥厚，使下眼睑皮肤呈现轮状突起，特别在微笑时尤为明显。

② 自然因素。人体随着年龄增加，皮肤、皮下组织、肌肉及其相关结构发生退行性变化使皮肤变薄、弹性降低、松弛，而眶膈脂肪向松弛的皮肤突出呈现眼袋变化。

③ 外伤性因素致眼轮匝肌与眶膈损伤，眶膈脂肪随薄弱的皮肤突出形成下眼睑袋状畸形。此外，劳累、睡眠欠佳、夜生活过度及全身或慢性疾病易诱发或加速眼袋形成，甚至于眼周呈现黑眼圈。

59. 眼袋的分型有几类？

答：眼袋分型有5类：

（1）单纯眼轮匝肌肥厚型：多为遗传因素，其特点是靠近下睑缘处呈弧形连续分布超出常人眼轮匝肌厚度的隆起，皮肤并不松弛，多见于年轻人。

（2）单纯皮肤松弛型：为下睑及外眦部皮肤松弛，但无眶隔松弛、无眶隔脂肪突出，下睑出现皱纹，多见于 36～50 岁中年人。

（3）下睑轻度膨隆型：主要是眶脂肪先天过度发育或者眶脂肪疝出，导致眶隔脂肪突起，下睑隆起，多见于 17～36 岁青、中年人，皮肤不松弛。

（4）下睑中度膨隆伴皮肤松弛型：主要表现为眶隔内脂肪组织增多，同时存在皮肤、眼轮匝肌松弛，下睑有明显的松垂、臃肿，多见于 45～65 岁中、老年人。

（5）皮肤松弛伴眶下缘凹陷型：眶周筋膜结构松弛或脂肪膨出，主要表现为下睑臃肿而眶缘内下侧有一弧形凹陷。

60. 祛眼袋手术的方法？

答： 祛眼袋手术方法大致有 4 种：

（1）对单纯眼轮匝肌肥厚的，只剪去下睑缘一条眼轮匝肌，削平肥大的肌肉，不去除皮肤和眶脂肪，切口在下睑缘 1～1.5mm 处，皮下分离，剪除部分眼轮匝肌，注意保留睑板前附属眼轮匝肌纤维，以保持肌肉对睑板向上的支柱作用，避免上睑外翻。将松弛的眼轮匝肌折叠收紧缝合固定于外眦部眶骨骨膜上，使其向上外方向提紧，增加眼轮匝肌向上托举下睑的力量。这样既不易造成睑外翻，也不容易复发。

（2）对单纯皮肤松弛的，只去除多余皮肤，不破坏眼轮匝肌及眶脂肪，选择距下睑缘 1～1.5mm 皮肤切口（即皮下分离法），沿皮下眼轮匝肌浅面向下作较广泛的潜行分离，注意保留眼轮匝肌、眶内脂肪少摘除或不摘除。嘱患者张大嘴，眼睛上视，适当向上提紧皮肤，平行下睑缘立体剪去松弛多余下睑皮肤，缝合时将皮肤向外上方提拉后先缝合外眦部再缝其他，这样不但避免睑外翻，还可减少内眦处皮肤皱纹。

（3）对轻中度下睑膨隆的选择结膜径路，去除多余脂肪，行睑结膜面入路，切除适当内、中、外三组眶内脂肪，中间眶内脂肪可多去，术中注意保护角膜，止血彻底，以免形成血肿；对下睑皮肤松弛且中重度膨隆的，选择下睑缘切口，采用皮瓣及肌皮瓣两层分离法去除多余皮肤及眶脂肪，同时收紧眼轮匝肌，在下睑缘下1～1.5mm处切开皮肤直达眶前筋膜层于眼轮匝肌下分离达眶下缘，切除适量内、中、外三团眶内脂肪，中间切除量多，残端烧灼止血，切除多余皮肤，在外眦部将眼轮匝肌筋膜瓣折叠收紧缝合固定于外眦部眶骨骨膜上，并间断将内侧眼轮匝肌缝合于下睑板上2～3针，以加强眶隔前壁。

（4）对皮肤松弛伴下睑眶缘凹陷的，利用眶脂肪进行填充，或将松弛的眶下筋膜下牵缝合来填充凹陷，在眼轮匝肌深面，眶隔浅面钝锐性剥离，范围超过眶颧沟标记线5～8mm，达眶下缘。将眶隔向眶下缘放射状牵拉，固定5～6针于眶下缘骨膜上。同时将眼轮匝肌向外上方折叠收紧。

61．祛眼袋手术的护理要点有哪些？

答：（1）术前护理要点

① 手术避开月经期；②测血压在正常范围内；③监测血糖在正常范围内。

（2）术后的护理

① 虽然祛眼袋手术后眼睛的视力不受任何影响，但是过多地用眼，不利于消肿，所以需要适当休息，避免太劳累，手术后注意减少用眼活动，有利于消肿。

② 术后48h内冰敷可帮助消肿、止痛，一次约15～20min左右，间隔2h左右继续冰敷。保持术区敷料整洁固定，如有污染情况，需消毒伤口更换敷料。

③ 遵循医嘱服用消炎、消肿药品，术后1天或3天到医院换药，术后7天拆线。避免用力在眼部揉搓，恢复期应避免或减少

辛辣饮食。

④ 手术后有渗血的可能性，有出血时个人不易察觉，所以当觉得肿胀加剧等症状时，要遵医嘱及时就医处理。

62. 祛眼袋手术后有哪些并发症？如何处理？

答：祛眼袋手术后并发症及处理要点：

（1）溢泪：由于下睑水肿所致，一般在术后数天，随局部水肿消退而消失，无需特殊处理。

（2）血肿或皮肤淤斑：由于术后下睑皮下、肌肉、眶隔内出血所致。凝血功能障碍者较易发生。术后需加压包扎2天，以防止手术部位出血。皮肤淤斑在术后10余天可逐渐消退，术后两天以后局部热敷也可加快消退速度。如下睑区皮下有巨大血肿需及时到医院清除、止血。如血肿较大压迫视神经可引起失明。

（3）下睑凹陷：多由于眶隔内脂肪去除过多所致，也有些求美者本身是深凹眼型。如此种情况发生可于手术后3～6个月后接受下睑区脂肪充填术。

（4）下睑外翻，睑球脱离：正常人眼睑和眼球是贴合在一起的，如眼袋手术中下睑皮肤或眼轮匝肌去除过多时，轻者造成不同程度的下睑外翻，重者造成下睑睑球脱离，眼睑闭合不全。这是祛眼袋手术最常见的并发症。因此在去除下睑多余皮肤时，需掌握"宁少勿多"的原则。对于年龄较大，皮肤弹性差的求美者，去皮量更应保守。术后几天内发生的轻度下睑外翻，求美者不必惊慌，这可能是由于下睑肿胀所致，一般肿胀消除后即可恢复，如自觉眼内不适，可在眼内用一些眼膏，防止角膜干燥。如术区已完全消肿，但下睑仍有轻度睑外翻情况，可做轻微的局部按摩及热敷。一般数月后可恢复。如为较严重的下睑外翻或热敷后无缓解者，需重新手术治疗。

63. 上睑下垂的诊断标准是什么？病因是什么？

答：（1）上睑下垂的诊断标准

① 先天性上睑下垂：生后即有，多为双侧，可伴有其他先天异常。

② 麻痹性上睑下垂：为动眼神经麻痹所致，多为单眼，常合并动眼神经支配的其他眼肌麻痹。

③ 交感性上睑下垂：为苗勒氏肌的功能障碍或因颈交感神经受损所致。

④ 肌源性上睑下垂：多见于重症肌无力，有全身任意肌轻易疲惫的现象，但有仅表现在眼外肌者，新斯的明试验阳性。

⑤ 机械性上睑下垂：由眼本身的病变、眼睑肿瘤、严重沙眼、外伤等所致。

（2）上睑下垂的病因 可分为先天性和后天性两类，由于上睑肌（动眼神经支配）和 Müller 平滑肌（颈交感神经支配）的功能不全或丧失，其病因常是多种多样的，常与遗传有关。

① 先天性绝大多数是因提上睑肌发育不全或缺损，或因支配提上睑肌神经缺损而引起。

② 另一类属后天性，其原因有外伤性、神经源性、肌源性及机械性四种。

64．上睑下垂的临床表现有哪些?

答：上睑下垂的临床表现有：

（1）上睑下垂可以表现为单侧或双侧。

（2）从下垂程度可分为完全下垂、不全下垂及假性下垂，自然睁眼平视时，轻者的上睑缘遮盖角膜上缘超过3mm，中等程度的下垂遮盖角膜1/2，而重度下垂者超过角膜1/2或遮盖全部角膜。

（3）有碍美观和影响视力，先天性者还可造成重度弱视。为了克服视力障碍，患者常紧缩额肌，借以提高上睑缘的位置，结果额皮横皱，额纹加深，眉毛高竖。双侧下垂者，因需仰首视物，常形成一种仰头皱额的特殊姿态。

65. 上睑下垂的手术方法有哪几种?

答：眼睑下垂有轻度、中度、重度的不同程度，选择的手术方式也不一样，基本分为以下几类：上睑提肌缩短、额肌瓣下移悬吊及阔筋膜带悬吊。

66. 上睑下垂的最佳矫正时机?

答：上睑下垂的最佳矫正时机：

（1）成年人治疗上睑下垂，在身体状况良好的情况下，随时可以进行矫正手术。

（2）儿童先天性上睑下垂治疗的最佳时机：

① 先天性重度或完全性上睑下垂（指上睑遮盖瞳孔2/3或以上者）；如单侧完全性上睑下垂者，建议在患儿1～2岁左右手术。如双侧完全性上睑下垂，建议在患儿3岁～学龄前手术。

② 先天性中度上睑下垂（上睑遮盖瞳孔1/2左右），手术时机依赖散瞳验光屈光状态判定。

③ 先天性轻度上睑下垂（上睑遮盖瞳孔1/3或以内），建议12～15岁以后尽量局麻手术。

67. 上睑下垂的护理要点有哪些?

答：上睑下垂的护理要点：

（1）术前护理

① 手术前均应检查视力与屈光度，测定提上睑肌功能，详细评定上睑下垂的程度；

② 手术前两周内请勿服用含有阿司匹林的药物（因为阿司匹林会使得血小板凝固的功能降低）；

③ 患有高血压和糖尿病的患者应该在初诊时翔实向医生告知病情以便确认手术方案；

④ 手术前确定身体健康无传染性疾病或其他身体炎症；

⑤ 术前不要化妆；

⑥ 女性要避开月经期。

（2）术后护理

① 术后尽量减少活动，防止手术部位碰触；

② 术后严禁用手碰触手术切口，术后7天之内避免切口沾水；

③ 保证手术部位清洁，防止感染，如果伤口上有血痂或分泌物，可用无菌盐水擦拭；

④ 手术后可对局部伤口加压包扎或用冰袋冷敷，但压力不宜大，以免损伤手术部位；

⑤ 手术后应有安静舒适的环境休养，避免负重从而加重伤口肿胀；

⑥ 忌口，禁食辛辣刺激性食品；

⑦ 术后两周严禁吸烟；

⑧ 术后两周严禁剧烈运动。

68. 何谓内眦赘皮？

答：内眦赘皮为垂直皮肤皱折，自然在垂直方向形成皮肤张力，而重睑所形成的皱折为横向，睁眼形成重睑沟时，也为垂直方向的拉力。故内眦部重睑线成形于赘皮之上，由于张力的作用往往形成不了重睑沟。如果强行成形，由于张力过大，会造成睁眼时的沉重感，长期会感到疲劳，还会造成假性上睑下垂。如果重睑线成形于赘皮之下，由于赘皮的遮盖，重睑皱折的内侧不能显现，就形成了所谓的"半双"眼皮。

69. 内眦赘皮的矫正方法有哪几种？

答：内眦赘皮矫正的方法有十数种之多，具体采用何种术式，应视情况做出选择。大概分为"Z"字成形术、Speath皮瓣矫正法、内眦部皮肤切除法、"Y-V"缝合法、平贺法、Mustarde法（四瓣成形术法）、Blair-Brown法等。通常较为常见的方法之一是"Z"字成形术：轻度的赘皮只需设计一个"Z"形切口，即可得到矫正，重者则要应用双 Z 形切开，但显然增加术痕，整形手术中常把内眦赘皮矫正术与重睑术结合起来进行。具体方法是：尽量应用一个 Z 形切口矫正赘皮，把两块三角形的皮瓣互换位置，并尽量把改形后的上端疤痕线放在设计的重睑上。Blair-Brown 法：适用于较大的内眦形赘皮患者。方法是在内眦部做切口，剥离成两个三角形皮瓣，深至内眦韧带，将内眦韧带向鼻侧靠拢缝合，将两瓣尖向鼻侧牵引，缝合在横切口的顶端，最后依次缝合各皮肤创缘呈 "∈" 形。

70. 何谓外眦成形术？常用的手术方法有几种？

答：外眼角开大方法也就是外眦成形术，目的是使睑裂达到永久性扩大，用以矫治睑裂小于正常者，如小睑裂综合征或因外伤和眼部疾患、睑缘炎症所致的睑缘粘连。

手术方法：

（1）Von Ammon 外眦成形术

① 局麻后于外眦沿术前预定剪开外眦组织的全层，用钝头剪刀于球结膜下作潜行分离，达穹窿部。

② 在无张力的作用下将球结膜牵引至新外眦角顶端先固定缝合一针，再间断缝合其他结膜与皮肤切口，如球结膜有张力不能牵引至外眦角，可潜行分离球结膜达角膜缘，沿相应的角膜缘做弧形切口，以减低张力。

③ 在新形成的外眦结膜处作一针褥式缝合，从距外眦角 4～5mm 处皮肤面进针，垫以纱布卷或橡皮条后结扎，以形成新的外侧穹窿。

④ 术毕涂眼药膏。

（2）Fox 外眦成形术

① 在实际外眦定点 a a'，新的外眦定点 b，b 点距实际外眦 4～6cm。

② 沿着上睑缘弧度向下约 4mm 处作 c 点，联接 $aa'c$ 与 b 点。

③ 在上睑缘外1/4处劈开眼睑成前后两叶，将切口向下延伸，切开 aa' 与 bc 充分剥离，不能超过新外眦点 b。

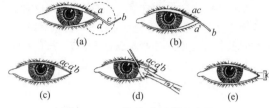

图5-1　Fox外眦成形术示意图

71．眉提升术的适应证和禁忌证分别有哪些？

答：（1）眉提升术的适应证　对于眉形不佳，文眉过宽、颜色过深、色不正，上睑皮肤下垂松弛及眉周皱纹、眼角鱼尾纹均可通过眉提升术来纠正，使面部增强气质及魅力，更显年轻。

（2）眉提升术的禁忌证

① 患有精神异常、药物过敏、瘢痕体质或重大疾病等不宜手术；

② 患有高血压和糖尿病的患者，应该翔实向医生告知病情，当血压、血糖得到控制方可手术；

③ 女性应避开月经期，妊娠期或哺乳期6个月内不宜手术；

④ 术前两周内未停用阿司匹林或活血化淤类保健药品者，不宜手术。

72．眉提升术的护理要点？

答：眉提升术的护理要点：

（1）术前护理

① 做好心理护理，使其充分了解手术基本过程，消除紧张心理。要求实施手术者对各种眉形有充分的认识及按照美学标准进行设计，术前要和求美者有良好的沟通，方能得到一个较理想

的眉形。

② 避开月经期手术，严格掌握手术禁忌证。

③ 眉提升术前不要化妆。

（2）术后护理

① 保证手术部位清洁、干燥，避免切口感染。如有血痂或分泌物请用盐水擦拭。

② 术后一周之内不得湿水，一个月内手术部位不得受压，切忌按摩。

③ 术后一周内禁食海鲜、辛辣刺激食物，禁止吸烟、饮酒。

④ 如有红、肿、热、痛等不良反应请随时就诊。

⑤ 术后2～5天换药检查伤口，7天拆线，不得自行解开包扎。

⑥ 遵医嘱服药、按时复诊。

⑦ 告知术后可能出现的并发症：眉形不理想，这与实施手术者的审美及术前设计有关。必要时可在3～6个月后进行再修整。

⑧ 疤痕增生的可能。术中操作不细致、缝线过粗、术后感染都有疤痕增生的可能。出现这种情况可外用抗疤痕药治疗，必要时术后半年行疤痕切除术，可得到较好的效果。

73．睑外翻畸形分几类？如何处理？

答：（1）睑外翻畸形分类

① 按其发病原因可分为瘢痕性睑外翻与非瘢痕性睑外翻两类。前者常由于炎症或外伤导致睑外翻。后者常因先天性或后天性因素产生睑皮肤、肌肉（痉挛性）、睑板异常所致。

② 按程度分为轻度和重度。

（2）处理方法

① 疤痕性睑外翻游离植皮术是最常用的方法，原则是增加眼睑前层的垂直长度，消除眼睑垂直方向的牵引力。

② 麻痹性睑外翻关键应治疗面瘫，可用眼膏、牵拉眼睑保护角膜和结膜，或作暂时性睑缘缝合术。

③ 轻微的睑外翻，可牵拉局部皮肤，使其眼睑皮肤松弛而得到矫治。

④ 重度睑外翻则采用手术以缩短睑缘为原则，作"Z"形皮瓣矫正，或以"V"、"Y"成形术等。

74. 何谓先天性小睑裂综合征？治疗原则是什么？

答： 先天性小睑裂综合征又称Komoto综合征、睑裂狭小-上睑下垂-倒向型内眦赘皮综合征（blepharophimosis-ptosis-epicanthus inversus syndrome，BPES），是一种常染色体显性遗传性疾病。临床表现为双侧完全性重度上睑下垂，倒向性内眦赘皮，睑裂长度一般小于20mm，内眦间距明显增宽，鼻背低平。有些合并存在小眼球、眼球震颤、眼睑内外翻、斜视等，如果形成对瞳孔过多遮盖，可以影响视觉发育，表现视力低下。

治疗原则：唯有手术治疗是最为有效的方法。手术方法有：内眦赘皮矫正术、内外眦矫正、睑裂开大术及上睑下垂矫正术。

75. 先天性小睑裂矫正术的护理要点是什么？

答：（1）术前护理

① 做好患者的心理护理，使其明白手术的过程，积极配合。

② 做好眼部的手术准备，发现有眼部疾病者应积极治疗，防止感染。

③ 女性避开月经期。

④ 有遗传性疾病应术前告知医生，做好相应的预防措施。

（2）术后护理

① 术后1～2周在洗澡或洗头时避让眼部，不宜游泳，避免感染。

② 术后7～10天拆除皮肤缝线。

③ 术后遵医嘱滴抗生素眼药预防感染。睡眠时如果角膜暴露，需要涂眼药膏保护角膜避免干燥。避免强光刺激。

④ 手术近期注意观察患者瞬目情况，如果瞬目明显减少，

要时时提醒患者做闭目、瞬目或转动眼球的动作。

76. 何谓眼窝再造术？适应证有哪些？

答：是对于各种先天性或后天性原因造成的眼窝闭锁或眼窝狭窄患者而采取的手术治疗方式。如眼部烫伤、外伤、肿瘤切除术或先天性畸形等所造成的显著眼睑凹陷和眼球缺失畸形，迫切需要安装与健侧对称的义眼。而在装置义眼前，第一步就是进行眼窝再造术。

适应证：先天、后天性眼窝狭窄、闭锁。

77. 眼窝再造术的护理要点有哪些？

答：眼窝再造术的护理要点有：

（1）术前控制结膜囊内炎症；术前抗生素眼液滴眼3天；消毒相应大小义眼。

（2）术后护理：

① 全眼窝再造术后8～10天换药拆线，取出纱布，冲洗；

② 当术后皮片已经成活后，用注射器钝头针头，经由内外眦部显露的孔道外口插入孔道内，用生理盐水冲洗，冲洗液即可四通八达遍及眼模的前、后和上、下、左、右的每一角落；于每日定时充分冲洗后，可随即注入抗生素溶液于眼模后方，可以有效地发挥预防感染的作用；

③ 用凡士林纱布作衬安放较大义眼模型，伤口愈合后即安装相应略大义眼，3～5月后装合适义眼。

第二节　耳郭整形与美容

78. 何谓先天性小耳畸形？小耳畸形的分度？

答：先天性小耳畸形（Microtia）：又称为先天性外中耳畸形，表现为重度耳郭发育不全、有外耳道闭锁或狭窄、中耳畸形，而内耳发育多为正常，通过骨传导有一定听力。需要通过全耳郭再造和听功能重建手术来治疗。

小耳畸形大致可以分为三度：

Ⅰ度，耳郭的大小、形态发生变化，但耳郭重要的表面标志结构存在，外耳道狭窄，严重时外耳道出现闭锁；

Ⅱ度，最为典型，只存在呈垂直位的耳轮，呈腊肠状，外耳道闭锁；

Ⅲ度，只存留皮肤、软骨构成的团块，严重者出现无耳。

79. 先天性小耳畸形的最佳手术时机是什么？请描述耳郭再造的治疗分期。

答：（1）先天性小耳畸形手术时机主要考虑两方面因素：

① 生理发育方面，儿童大概在6岁左右，肋软骨发育可以雕琢成足够大小的耳支架，对于手术成功奠定良好基础，而且6岁左右的儿童耳郭发育几乎和成人一样，做单侧耳郭造型时有一定的参考价值；

② 儿童心理成长方面，从心理学角度来说，在日常生活学习中有可能会被同伴取笑，使孩子产生自卑心理，不利于其身心发育，所以建议选择手术越早越好。

（2）耳郭再造分期：耳郭再造术大概分一期成型法和分期成型法。

① 一期成型法的优点是一次完成耳郭再造，省时、经济、缩短了治疗过程，减轻了患者痛苦，耳郭有一定的立体感。缺点是手术区皮肤量不够，需要用到头皮，耳郭会有毛发生长。

② 分期成型法主要有 Tanzer 四期再造术和 Brent 再造术。虽然手术过程较长，但手术后期效果比较理想。

80. 耳郭再造术后的并发症有哪些？

答：耳郭再造术后的并发症主要有：

（1）胸膜损伤。手术中去肋软骨时有损伤胸膜的可能，一旦发生应立即采取有效措施，给氧、缝合胸膜，必要时进行胸腔闭式引流。

（2）耳支架外露。由于耳郭覆盖皮肤较薄，手术后加压包扎或负压过大，使皮肤血液循环差，造成皮瓣部分或全部坏死，软骨外露。面积较小可以自愈，面积大需要植皮修复。

（3）手术后感染。是最为严重的并发症，一旦发生会造成手术失败的可能，术前及术中严格进行无菌操作技术，能有效预防感染的发生。

（4）手术缝合线外露。

81. 如何预防耳郭再造术后并发症的发生？

答：预防耳郭再造术后并发症措施：

（1）手术后感染的预防，在手术前患者应在身体状况良好的情况下进行手术，术前备皮彻底，术中预防性应用抗生素，手术人员严格进行无菌操作，术后应用抗生素预防感染发生。

（2）耳郭血供障碍、切口裂开、耳郭假体外露等并发症的预防，这些并发症基本都跟皮肤的血供有关，在术后负压引流及加压包扎时，要严密观察耳郭皮肤颜色，有发白或发紫时，给予红外线局部照射，提高皮肤温度，促进血液循环。必要时应用扩张血管药物，提高血氧含量，改善皮肤血运。

82. 先天性小耳畸形美容手术的护理措施有哪些？

答：先天性小耳畸形美容手术的护理措施如下。

（1）入院评估

① 健康史：小耳畸形为耳郭先天性发育不良所致，常伴有外耳道闭锁、中耳畸形和颌面部畸形。其病因尚不清楚，发病率大约为1：7000。了解患者是否接受过手术治疗，是否合并其他系统疾病或其他畸形。如合并严重的颌面部畸形者，一般先行颌面部整形术，以使再造耳位置恒定。

② 身心状况：了解患者心理状况，是否存在自卑、过敏、

过度自尊等心理障碍。小耳畸形为严重的先天性耳郭畸形，除生理上的缺陷外，对儿童的心理发育影响较大。孩子的缺陷也成为父母的心理负担，孩子入托、上学后易被同学们嘲笑，故手术应在学龄前完成。如合并其他畸形的，在耳郭再造的过程中可以一起进行。了解患者的身体发育情况，如体质、肋软骨发育情况等，耳郭局部状况，是否存在感染、溃破、局部是否存在瘢痕等，评估是否适合手术。

③ 诊断检查：小耳或无耳从外观上就可明确诊断。同时应仔细检查残耳各组织结构，以便指导手术设计，包括耳郭支架的雕刻成形、覆盖皮肤的选择及残耳的利用。应摄胸片，以便确定选择的肋软骨，肋软骨多选自右侧6、7、8肋。如果皮肤扩张术进行耳郭再造，则需选择适当的扩张器。术前进行CT（X射线电子计算机断层扫描）及电测听等检查，了解内耳功能及结构，同时行血常规、出凝血时间等必要的术前准备。

（2）术前护理

① 心理护理：术前充分地与患者及家属沟通好，告知小耳畸形的发病原因及耳部异常结构。告知手术采用的方案，需要进行多期手术及术后出现的异常反应及并发症。使其理解手术可以使耳部畸形得到一定程度的纠正，再造耳郭选用的是肋软骨作为支架，与自然的存在明显的差异，耳后皮瓣较自然的臃肿，人为制作出来的耳轮、对耳轮、耳甲、三角窝等不可能与正常的结构一样。患者的期望值不要太高，不要过度关注细小的差异，以免术后出现焦虑和失望。耳郭再造仅改变外形，不能修复内耳及改善听力。做好心理辅导，使患者及家属从内心能真正接受手术，告知术后那些情况属异常反应，如果出现，及时告知医务人员处理。

② 检查耳郭、外耳道有无局部感染性病变，并治疗局部存在的疾病。

③ 术前2～3天，每天清洁外耳道及耳郭，去除耳垢；剃除5～10cm范围内的头发，但不剃除眉毛和睫毛，并用0.1%苯

扎溴铵液洗头。

④ 术前需进行耳部正、侧位照相，以便术后与相同位置条件的照片对比效果。并及时存档。

⑤ 耳郭用75％的酒精溶液消毒，外耳道口用棉球填塞，防止术中血流入外耳道内。消毒铺单时要将对侧外耳外露，以对比观察。

⑥ 术前清洗胸部及腋部，有毛发者（胸毛、腋毛）给予剃除。

（3）术后护理

① 包扎固定：术后用碎纱布块按耳郭的凹凸的形态塑形包扎，固定耳郭，保持耳郭的形态和颅耳角。包扎固定时间约3～4周。

② 保持负压引流通畅：定期观察引流液的颜色及引流量，负压引流管一般保持5天左右视情况拔除。

③ 术后体位：平卧位或健侧卧位，严禁手术耳受压。

④ 抗生素的应用：一般常规应用抗生素1～2周。

⑤ 伤口处理：耳部术后3天换药，观察伤口情况及耳郭形状，术后10天视伤口情况拆线。拆线后仍应固定耳郭外形2～3周。植皮区术后8～10天换药，观察植皮是否存活。

⑥ 照相：于术后2～3周即可照相，与术前相片对照。

（4）潜在并发症的观察与护理

① 感染：移植的软骨支架感染是最严重的并发症。一旦发生，可能出现移植的软骨液化、坏死、排出，须行清除坏死软骨，控制感染。

② 胸膜损伤：术中操作不谨慎，剥离不充分，切取肋软骨时有可能撕破胸膜。一旦发生，应立即给氧，并用圆针缝合胸膜，必要时行闭式胸腔引流。

③ 软骨支架外露：多是由于包裹其前面的皮瓣坏死或其后面的皮片坏死所致，也可由包裹皮瓣张力过大造成，常发生在耳轮缘处。较小的软骨外露可通过周围上皮爬行覆盖愈合，较大的

外露必须再次手术行手术转移皮瓣覆盖。

④ 缝线外露：常发生在耳轮缘，移走即可，如固定支架的钢丝外露，一般可去除而不影响支架的稳定性。

⑤ 植皮不成活：多由于皮下积血，感染造成。小面积可通过换药使周围上皮爬行愈合，较大面积坏死，则必须行二次手术植皮。

⑥ 扩张器外露：多由于耳后皮瓣张力过大、扩张速度过快、扩张器放置层次欠佳造成。一旦发生，必须取出，择期再行放置。

（5）健康教育　先天性小耳或无耳畸形者由于存在较明显的异常，部分患者存在心理自卑、过敏或过度自尊等心理异常，应进行耐心细致的宣传教育。再造耳郭不等同于自然的耳郭，外形上存在着差异。避免患者及家属对术后期望值过高，而产生焦虑或失望情绪。宣教育切取肋软骨本身做支架不影响胸廓的外形和功能，减少恐惧心理。宣教术后注意事项，如采用扩张期注水扩张皮肤的患者，告知注水期间如何保护扩张器，定期注水，观察皮瓣血运。行耳郭再造术后，应避免再造耳受压、受冻、暴晒、牵拉、损伤等，以达到最佳疗效。

83．何谓外耳道闭锁与狭窄？

答：先天性外耳道狭窄及闭锁是胚胎发育障碍，是由第一腮沟和第一、二腮弓后部的发育畸形所致，常伴有颌面骨发育不全。临床可分为轻、中、重三种。中度畸形最常见。男性较女性发病率高。单侧性畸形多于双侧。先天性外耳道狭窄及闭锁常伴有耳郭和中耳畸形。常合并有耳聋及下颌骨发育不全。后天性常为外伤、感染等原因引起。

84．外耳道闭锁与狭窄的病因有哪些？如何预防？

答：外耳道闭锁和狭窄的病因与遗传、环境及胚胎疾病有关。孕妇在怀孕期间要加强保健措施，特别在妊娠前3个月内应防止病毒感染。避免接触化学性有毒气体及物品。远离辐射环境。

85. 外耳道闭锁与狭窄术后的并发症有哪些？如何护理？

答：（1）感染：

① 严密观测生命体征，尤其是体温的变化；

② 观察伤口有无渗液及分泌物，伤口周围是否红肿，定时更换敷料，保持敷料整洁固定；

③ 抗炎治疗，遵医嘱合理使用抗生素，积极预防感染。

（2）外耳道再狭窄：

① 术前沟通充分，根据患者情况合理设计手术治疗方案；

② 术后凡士林油纱填塞6～8天，掌握好松紧；

③ 外耳道内放置耳塞需达6个月，起到固定作用。

（3）面神经损伤：术后注意观察患者面部表情是否正常，双侧脸颊是否对称。发现异常及时报告医生，及时给予处理。

（4）鼓膜外侧移位：定期检查患者的听力，发现听力减弱或异常，及时给予对症治疗。

86. 何谓招风耳？病因是什么？诊断依据是什么？

答：招风耳是一种常见的先天性畸形，又称扁平耳或煽风耳。临床表现为耳轮发育不全或耳甲软骨过度发育。一般双侧发病，有少数人是单侧发病。影响面部美观，需要手术矫治。常用的手术方式为软骨管法，能使外耳郭圆滑美观。

病因：胚胎期耳轮形成不全或耳甲软骨过度发育所致，跟家族遗传有关系。

诊断依据：耳中耳舟间角度正常成90°，耳甲软骨过度发育耳郭比正常大，上半部扁平对耳轮形态消失，外展角几乎呈90°，耳中耳舟间角度加大甚至大于180°。严重者耳轮缘不卷曲，耳郭无回旋部分，形成茶碟样。

87．招风耳的治疗方法有哪些？

答：招风耳治疗方法大概分为：耳郭软骨直切开缝合法、软骨褥式缝合法、软骨管法等。

88．招风耳手术后的并发症有哪些？如何护理？

答：（1）招风耳手术后并发症及其矫治或预防

① 复发。多见于未切开软骨的患者，由于软骨的弹力回缩过大，将缝线撕脱所致。一旦复发，需采用软骨切开法等方法矫治。

② 两侧耳郭不对称。由于术前定位不准确或手术中软骨切开的长度位置不一致。预防措施：术前设计精细，术中尽量保持软骨切开一致，缝合定位后注意对侧比较。

③ 对耳轮锐利不圆滑。耳软骨过度切除，预防措施：在手术中确切把握切开软骨的力度，缝合张力适中。

④ 感染。与手术无菌操作不严谨有关。手术预防性应用抗生素，局部切开引流，局部抗生素湿敷。

（2）护理

① 保持手术伤口清洁干燥，术后10天拆线。

② 患耳要加压包扎2～3周，防止血肿形成并利于耳郭塑形。

③ 术后数月内避免可能使耳郭弯曲的活动。

④ 遵医嘱常规应用抗生素治疗3～5天，预防感染发生。

⑤ 术后禁食辛辣及刺激性食品，如生姜、生葱、生蒜、辣椒、海鲜等，避免用力咀嚼。

89．何谓杯状耳？诊断要点有哪些？治疗方法有哪些？

答：（1）杯状耳又称卷曲耳，是介于招风耳和小耳畸形之间的先天性畸形，多数双侧发病，左右不一定对称，发病原因与遗传有关。是较为常见的耳郭先天性发育畸形。

（2）诊断要点：

① 耳郭卷曲，轻者只是耳轮的自身折叠，重者则整个耳郭

上部下垂，盖住耳道口。

② 耳郭前倾，亦即招风耳，但与单纯的招风耳畸形有所不同。

③ 耳郭变小，主要是耳郭长度变短。

④ 耳郭位置低，严重者较明显，且常伴有颌面部畸形。

（3）治疗方法：

① Barsky法矫正杯状耳，适用于轻度畸形者。

② Tanzer法矫正杯状耳。

③ Ragnell法矫正杯状耳，对耳软骨"Z"形切开，交叉缝合耳软骨，此方法能有效矫正耳郭上缘卷曲。

④ Musgrave法。

90. 何谓附耳？治疗原则是什么？

答：附耳俗称小耳朵，为位于耳屏前方的赘生物，常出现于耳屏至口角的连线上，是由第一鳃弓发育异常所引起。附耳的形状、大小多种多样，多数还含有软骨组织，有的与耳软骨相连，有的则伸入到面颊部皮下组织，或深及腮腺筋膜上方。影响面部美观。

治疗原则：切除附耳组织及软骨，手术是最好的治疗方法。

91. 何谓耳前瘘管？治疗原则是什么？

答：耳前瘘管（congenital preauricular fistula）：是临床常见的先天性外耳疾病，为第一、二鳃弓的耳郭原基在发育过程中融合不全的遗迹，遗传特征为染色体显性遗传。瘘管开口多位于耳轮脚前，少数可在耳郭之三角窝或耳甲腔部。先天性耳前瘘管分为单纯型、感染型和分泌型。一般无症状。少数按压时有少许稀薄黏液或乳白色皮脂样物自瘘口溢出，局部瘙痒不适。

治疗原则：

① 无症状或无感染者可不作处理。

② 局部瘙痒、有分泌物溢出者，宜行手术切除。

92．如何选择耳支架材料？

答：耳部支架常用材料：异体材料、硅胶、生物材料及自体软骨。

异体材料、硅胶、生物材料这几种材料因在临床应用中会产生排异反应、手术并发症多等缺点，目前临床应用较少。目前认为最好的外耳再造手术材料是自体软骨。成型容易，组织相容性好，不会产生排异反应，术后并发症也是最少的。

93．耳环孔成形术的禁忌证有哪些？操作要点有哪些？

答：（1）耳环孔成形术的禁忌

① 女性月经期间应禁止穿耳洞，因为此时全身各器官充血，抵抗力相对下降，耳环孔成形术容易导致出血和感染。

② 耳垂患有急性炎症或慢性皮肤疾病的人，应在炎症控制和皮肤病治愈后方可行耳环孔成形术。

③ 瘢痕体质的人耳环孔成形术容易引起纤维组织增生，形成瘢痕疙瘩，影响美观。

④ 对金属饰物过敏者易发生过敏，如出现周围皮肤红肿、瘙痒、流黄水等现象，要立即摘去耳环。愈合后可改换其他材料的耳环。

⑤ 切忌用金霉素药膏，它黏稠的特性更易吸附污垢。

（2）操作要点

① 定位准确，不能偏上或偏下。

② 严格进行无菌操作，预防感染发生。

③ 选择合适的留置针，防止过敏发生。

94．耳环孔成形术后如何护理？

答：护理要点：

（1）耳环孔成形术后，7～10天内应保持耳垂处干燥清洁。洗脸、洗头时应避免接触污水、污物，睡觉时要避免挤压耳朵，并保持耳洞干燥通风。

（2）保持每日旋转耳针，避免耳针与皮肤粘连，促进伤口愈合。

（3）术后每日用75%的酒精消毒1～2次，也可口服维生素C帮助伤口愈合。

（4）耳针和针托不要扣得太紧，否则容易引起肿胀，最好留有一定的空隙。

（5）耳环孔成形术之后，大概六个星期的时间不要把耳环拿下来。

（6）耳环孔成形术后如果有发炎感染现象，应及早就医。

第三节　鼻部整形与美容

95. 鼻的美学标准是什么？

答：鼻位于面部正中的显要位置，其形态完整、比例协调对容貌的端正完美至关重要，鼻的形态美与丑不但决定着人的容貌特征，而且还表现出人的智慧和性格。中国男性鼻梁挺拔表现出男子汉的阳刚气质，女性则以鼻梁微具凹弧，鼻尖微翘来显示东方女性含蓄阴柔之美。鼻的长度为整个面部的1/3，正常人鼻长一般为6～7.5cm。鼻宽略大于内眦间距，为面宽的1/4，鼻长度的70%。鼻尖高度理想值相当于鼻长的1/3，男性约26mm，女性约23mm。鼻尖正常形态为半球形，故又称为鼻球。鼻小柱高度男性约为19mm，女性约为17mm。鼻根部鼻梁的高度一般不能低于9mm，男性约为12mm，女性约为11mm。鼻背线一般与耳轮至下颌体连线平行。

鼻美学指数：

（1）鼻指数　为两侧鼻翼点之间的距离与鼻根点至鼻下点的距离之比，约为0.618。

（2）鼻面角　为额中点与鼻下点的连线和鼻梁的交角，在

29°～33°之间。

（3）鼻额角　为眉间点与鼻根点之间的连线和鼻梁的交角，在130°～140°之间。

（4）鼻尖角　为鼻梁线与鼻小柱的夹角，在70°～85°之间。

（5）鼻唇角　为鼻小柱与上唇正中线之间的夹角，在80°～95°之间。

96．什么是隆鼻手术？

答：隆鼻手术是采用自体组织如软骨或是人工合成材料如固体硅胶、膨体类材料，将低平、内凹的鼻梁垫高的手术方式。

97．隆鼻手术后的并发症有哪些？

答：隆鼻手术后的并发症有：感染、假体外露、假体移动、偏斜、鼻尖低或驼峰鼻、鼻假体有"浮动感"或有"光照阴影"、切口瘢痕增生、排异反应。

98．隆鼻手术的护理要点？

答：隆鼻手术的护理要点：

（1）在手术之后的1～2h就开始出现肿胀，24h内会达到高峰，等到了72h会开始消去肿胀感与疼痛度。术后即刻给予冰敷30～40min，24h内早、中、晚各敷1次，时间30～40min，以减少出血，减轻疼痛。72h后可热敷，目的是利于消肿。

（2）在手术之后的3h内伤口一般会停止渗血。如果伤口周围有血痂出现，可以在24～48h内，用3%的双氧水进行轻洗，然后再用生理盐水再一次地轻洗一遍，然后涂上少量的抗生素类药物，等伤口进行自动愈合直至拆线。

（3）对手术伤口要悉心照顾，可在伤口上涂一些抗生素软膏，如果不进行包扎而是暴露的话，会有少量的血液渗出。可用消毒的棉签轻轻揩除，避免用不清洁的物品擦拭，以免由污染而引起术区感染，从而导致手术失败。

（4）隆鼻手术后取半卧休息，以利血液循环；第一天不要低头，以防出血；第二、三天可进流食，不要吃刺激性食物等。

99．何谓鞍鼻？病因及临床表现是什么？

答：鼻梁先天发育不足或后天外伤造成的鼻背部凹陷畸形称为鞍鼻。鞍鼻是最常见的病态的鼻部畸形，表现为鼻梁的骨性和软骨部分向内凹陷，形如马鞍，鼻尖上翘，鼻孔朝前。其病因可由先天性、家族性（即种族特征）及后天获得，也可因梅毒感染、外伤或医源性引起。

单纯性鞍鼻仅表现为鼻梁平坦或凹陷、鼻尖支撑尚可或鼻尖表现为圆钝低平，鼻腔多无生理功能障碍。美容整形的目的只需填高鼻梁或抬高鼻尖，即可获得良好的外形。

复杂性鞍鼻除鼻梁塌陷明显外，往往伴有鼻中隔穿孔、上颌骨发育不良、鼻腔功能障碍等症状。此类畸形用简单的隆鼻手术，非但不能奏效，又是因皮肤过紧，反而会导致假体穿出、排异等，故应区别单纯性鞍鼻和复杂性鞍鼻。

100．矫正鞍鼻的手术方法有几种？

答：矫正鞍鼻的手术方法有：

（1）单纯性鞍鼻矫正术

① 设计切口：a.鼻内切口；切口隐蔽，无明显瘢痕，术中出血少；b.鼻外切口，手术操作方便，短时期可有瘢痕，远期瘢痕不明显。

② 植入体定位：画出眉间至鼻尖的纵轴线、眉头与内眦连线中点的水平线，两线相交处即为植入体的上缘，植入体的宽度应根据患者鼻的长、宽度及脸型而定。

③ 分离：经切口用细长剪刀沿鼻背软骨表面潜行分离，用骨膜剥离器将鼻骨骨膜分离，以保证植入体位于鼻背筋膜的深

层。分离范围上达鼻根部，下至鼻尖，两侧根据植入体的宽度而定，应稍大于植入体宽度，以植入后软组织无过大张力为度。若植入"L"形物质，则需将鼻翼软骨内侧角后方分离至前鼻棘，分离完毕即可植入。

（2）复杂性鞍鼻矫正术　严重鞍鼻指的是面中上1/3发育不良，伴有鞍鼻，俗称"蝶形面孔"。术前应对鞍鼻的严重程度有充分的估计，尤其应仔细检查鼻腔衬里黏膜是否有缺少甚至缺如。对鼻腔衬里完全缺如的患者，可采用赝复体，撑入鼻腔内以抬高鼻腔、鼻梁。对鼻腔衬里黏膜缺少或紧张的病例，手术采用梨状窝植骨及鼻背植骨。采用鼻尖鸟形切口和唇龈沟联合入路，去髂骨一块备用。鼻尖鸟形切口沿鼻翼软骨、鼻中隔软骨条分离，显露鼻骨和上颌骨鼻突。在鼻骨边缘上1～1.5cm处弧形切开鼻骨膜，并向下掀起以延长鼻衬里黏膜，待鼻衬里和鼻内层软组织位置下降，达到设计的位置。唇龈沟入路，雕塑成"L"形的髂骨植入，上端固定于鼻骨，下端固定于鼻前嵴。鼻皮肤复位缝合，鼻背部打钉固定，并在梨状窝植入"山"形骨片，钢丝固定，缝合唇龈沟黏膜。

101. 鼻骨截骨术的适应证有哪些？

答：鼻骨截骨术的适应证有：

（1）驼峰鼻鼻骨高大前凸如驼峰者，可以是骨性、软骨性或两者兼而有之。

（2）鹰钩鼻、驼峰鼻伴有鼻长或者鼻尖向下弯垂者。

（3）歪鼻有局限性或整体歪曲，可以是骨性的，也可以是软骨性的。

102. 鼻骨截骨术的护理措施？

答：鼻骨截骨术的护理措施：

（1）了解麻醉和手术方式、术中情况、切口和引流情况监测生命体征。

（2）一般半卧位，减轻术区肿胀少做激烈运动，避免低头弯腰等动作。

（3）72h内予冰敷鼻部，观察伤口有无渗血渗液，有无血肿，3天内鼻部及上睑肿胀，一般在1周内消失，严格无菌技术操作，保持伤口干燥、清洁。局部有血痂等可用双氧水或是生理盐水棉签擦拭，涂布抗生素眼膏。

（4）固定塑形鼻部一周。术后注意鼻部的自护，勿推碰鼻背。

（5）保持引流通畅，防鼻腔分泌物蓄积，术后3天取出鼻内填塞物，清除鼻部内分泌物。评估患者疼痛情况，遵医嘱给予镇痛药物。口服抗生素3天，预防感染。

（6）术后第三天换药，6～8天拆线。

（7）术后严禁用手触碰手术切口，并避免切后沾水，术后两个月避免暴晒和暴力冲击。

（8）忌辛辣刺激性食品，术后两周禁烟。

103. 鼻翼、鼻尖部畸形的临床表现有哪些？如何整复？

答：鼻翼畸形的临床表现及整复：

（1）鼻翼下垂表现为前部、后部或全部鼻翼缘下垂，侧面观可遮住鼻小柱，形成假性小柱内陷畸形。

手术方法：①边缘切除法；②鼻翼软骨外侧角及中隔软骨下缘修整法；③鼻翼衬里部分切除法。

（2）鼻翼肥厚表现在鼻翼肥厚的同时往往伴有鼻翼下垂。

手术方法：可切除肥厚及下垂的鼻翼组织。

（3）鼻翼上缩表现为先天性畸形，易造成鼻小柱下垂之假象。

手术方法：做鼻前庭上方或鼻翼外侧基部切口，潜行分离鼻翼缘，在外鼻皮肤与前庭皮肤之间分离出一容纳植入体的腔隙，于鼻翼软骨外侧角上方取一椭圆形或长方形软骨，将其植入上缩鼻翼处分离的腔隙内，褥式固定移植体并留线向下牵引，用胶布固定于上唇。

（4）鼻翼塌陷亦称鼻翼缩窄。

手术方法：利用自体软骨或人工材料来加固其软骨的强度。

（5）鼻翼缺损。鼻翼缺损多见于外伤、烧伤及肿瘤切除术后。

手术方法：可根据其缺损的大小、厚度，选择局部皮瓣、鼻唇沟皮瓣、耳后岛状皮瓣或游离的复合组织瓣修复。

鼻尖畸形的临床表现及整复：

（1）鹰钩鼻。表现为鼻尖过长、下垂，面部表情肌运动时下垂明显，鹰钩鼻往往伴有驼峰鼻。

手术方法：①切除过长的鼻翼软骨；②切除过长的鼻中隔软骨；③切断肥大增生的鼻中隔降肌；④修整切除过多的鼻尖部皮肤。

（2）鼻尖圆钝、低平。鼻尖高度小于鼻长度的1/2，表现为圆钝、低平，为种族特征之一。

手术方法：①作鼻尖蝶形切口，分离解剖出鼻翼软骨，在鼻翼软骨外侧角内、中1/3交接处将其切断，以延长鼻翼软骨内侧角的长度，将相邻内侧角褥式贯穿缝合形成鼻尖支架，皮肤切口行V-Y推进以延长鼻小柱；②可应用自体鼻中隔软骨或组织代用品鼻尖植入，以纠正鼻尖圆钝、小柱角缺如等鼻尖缺陷；③延长鼻小柱的方法也可以抬高低平的鼻尖。

（3）鼻尖过高。若鼻尖高度超过鼻长度的1/2，可视为鼻尖过高，以白色人种多见。

治疗原则：降低鼻尖高度，同时缩短鼻小柱。

手术方法：①经鼻尖切口，切除鼻翼软骨外侧角的上2/3部分及内、外侧角相交的穹窿部软骨一块，缝合切缘两端软骨后，在软骨表面行多条平行软骨部分切断，以降低鼻尖高度；②经鼻孔内切口将鼻翼软骨与皮肤黏膜分离，切除部分鼻翼软骨外侧角的上部及内侧角的下部，以缩短鼻尖高度；③经鼻翼切口将鼻翼软骨内、外侧角结合部软骨切除部分，同时去除部分前庭皮肤，在降低穹隆的同时，降低鼻尖。

（4）鼻尖隐裂：鼻尖部具有纵向轻微的双角是美的标志，然而过于明显的横向鼻尖双峰是必须纠正的鼻尖隐裂畸形。

手术方法：切除两鼻翼内侧角之间的脂肪组织，将双内侧角贯通褥式缝合；必要时可在穹隆部切断鼻翼软骨予以重新塑形，或取自体耳软骨，组织代用品填充鼻尖部隐裂。

（5）鼻尖缺损：可根据缺损组织的面积以及深度采用不同的方法修复。

手术方法：若单纯皮肤缺损，可考虑耳后全厚皮片游离移植或邻近旗状皮瓣或双叶皮瓣转位修复。若缺损深达软骨组织，可考虑耳郭复合组织瓣游离移植或带蒂的鼻唇沟皮瓣、额部皮瓣及耳后皮瓣修复。

104. 鼻孔畸形的表现有哪些？如何整复？

答：（1）鼻孔畸形表现

① 鼻孔扁平，形状接近于横扁圆形则欠佳，这种情况常见于非洲和东南亚、马来西亚人种，在我国南方人也常见。

② 鼻孔闭锁、缺失、双侧鼻孔大小不一等。

（2）鼻孔畸形的整复

① 鼻孔狭小的整形，其手术的主要原则是切除鼻孔内瘢痕，修复创面，重建通过和兼顾外形。手术的方法根据鼻孔狭小的程度而定：对于轻度的鼻孔狭小可用鼻唇沟皮瓣法将瘢痕切除；对于膜状瘢痕为主的中度鼻孔狭小可用四弧形瓣法；对于瘢痕广、创面大的病例可用内嵌植皮法。

② 鼻孔过大、鼻翼过宽者的手术方法与鼻孔狭小的方法是不同的：对于鼻翼轻度过宽者可选用缝线；对于鼻孔过大较重者可选用鼻底梭形切除。

③ 鼻孔狭窄畸形矫正的方法：

a.皮片移植法：完整切除瘢痕组织，尽量扩大前鼻孔并止血，通过扩张管引出可防皮片卷曲错位。将带有皮片的扩张管置入新的前鼻孔，皮片四周与切口周缘间断缝合，固定扩张管。

b.单纯切开法是将前鼻孔的闭锁部作十字形切开，形成4个皮瓣，同时除前鼻孔瘢痕组织，于鼻前庭形成与皮瓣相贴合的创面至皮瓣无张力后贴合的治疗方法。

c.复合组织移植法适用于鼻翼、鼻小柱皮肤及软骨缩短而狭窄者，测量狭窄鼻前庭的周长，计算需补充的长度，选择耳郭的取材部位及长度，切开鼻前庭内外壁，将移植物修整缝合，鼻前庭硅胶管扩张，同时可修整鼻小柱。

105．何种情况下需要做全鼻再造手术？手术方法有几种？

答：鼻子因外伤、感染或肿瘤切除，或动物咬伤而缺损或缺失。表现为鼻下部结构包括鼻软骨和中隔软骨缺损，鼻腔内有梨状孔直接显露于外界，是鼻部缺损最为严重的畸形，需要做全鼻再造手术。

方法：额部皮瓣法修复、额部皮瓣扩张全鼻再造、皮管或皮瓣法全鼻再造、游离皮瓣法修复。

106．全鼻再造术的护理要点有哪些？

答：（1）术前护理

① 心理护理　建立良好的护患关系、详尽通俗地向患者讲明手术的方法、步骤及术后所能达到的效果，介绍手术成功的病例，看手术成功的图片，使患者解除顾虑、增加信心，让患者能以最佳的心理状态积极配合治疗和护理。

② 术前拍摄面部正侧位、头后仰位、低头位照片。

③ 了解患者药物过敏史及有无凝血功能障碍，完善术前实验检查、胸片、心电图等常规检查。

④ 术前注意保暖，防止上呼吸道感染，清洗额部皮肤，注

意局部有无感染。鼻部整复手术常与鼻腔或口腔相通，术前生理盐水注射液漱口，2～3次/日。

⑤ 术前剪除鼻毛，将鼻前庭部分清洗干净。术前6～8h禁食，4h禁水。

（2）术后护理

① 扩张囊内注水的护理　扩张器植入1周后，可以注水。注水的每个环节均需严格无菌操作，用碘酒、75%乙醇消毒扩张器阀门部皮肤，用无菌注射器抽取适量生理盐水注射液并加入一定量的庆大霉素或氯霉素，选用头皮针缓慢推注，注意观察扩张区皮肤，听取患者反映，如患者诉头痛、头晕，扩张区皮肤苍白等暂停注水或抽出少量注水。如出现冷汗、虚脱等症状时应立即停止。注射后轻压针眼1min，以防外渗。注射后嘱患者卧床、扩张期间注意防止局部外伤、蚊虫叮咬，同时观察局部有无感染，扩张囊有无外漏、渗液等情况，发现问题及时报告医师处理。

② 观察皮瓣血运情况

a.术后1～2天，皮瓣温度应在33～35℃，注意室温，密切观察皮瓣颜色、温度、有无肿胀等。若发现皮瓣肿胀、颜色发绀、皮温低于周围正常皮肤，指压反应存在，提示皮瓣血运障碍早期，应按摩，其操作是用血管钳夹住棉球，从皮瓣远端向蒂部按摩，半小时1次，每次2min，避免用力过大擦伤皮肤。如果无好转，应立即通知医师，并配合检查和处理。

b.术后24h内是皮瓣发生血管危象的危险期。经按摩后的皮瓣颜色仍苍白、无弹性、干瘪，毛细血管充盈时间延长或不明显，皮温突然下降，用针尖划破表皮后出血少或不出血，提示动脉危象。应立即通知医师，并配合检查和处理。

c.术后1周内，应选择去枕平卧位，保证再造鼻皮瓣远端回流顺畅。

d.可适当应用活血化淤的药物，如丹参等。

③ 加强鼻腔护理　Ⅱ期手术后，鼻腔内放入橡皮管塑形，

应及时清除鼻腔内分泌物，用0.25%氯霉素眼药水滴鼻。

④ 营养支持疗法　加强营养增强机体抵抗力是促进皮瓣成活的重要因素。保证患者足够营养，给予高热、高蛋白饮食，保证患者的营养供给。

⑤ 肋软骨采取术后护理　大部分全鼻再造的患者都需要采取肋软骨以雕塑鼻骨支架，肋软骨采取部位术后常常疼痛剧烈。应多次观察，确定是否需要通知医师行镇痛药物治疗，教会患者咳嗽、翻身以及起床时的正确用力方法，以减少疼痛，多与患者沟通，分散患者注意力。由于鼻再造术后需要卧床一周，患者由于惧怕疼痛不敢翻身，护理上要注意受力位置皮肤护理，防止压疮。

（3）出院指导

① 嘱患者出院后鼻腔内置胶管6～12个月，对抗挛缩，预防鼻孔狭窄，保持局部清洁。

② 3个月内不可拧压鼻部，预防上呼吸道感染，尽可能避免剧烈的咀嚼及面部表情活动，增强自我防护意识，避免碰撞挤压。

③ 应禁食辛辣刺激食物，平时避免阳光暴晒，以防色素沉着。同时防止干燥，冬季防冻。定期回院复诊，确定下一部治疗和注意事项。

107. 全鼻再造术后可引起哪些并发症？如何预防？

答：全鼻再造术后可引起的并发症及预防措施：

（1）术区感染　为避免感染，术前对供区、受区进行充分术前清洁准备，严格无菌操作。改善全身营养状况，增强全身抵抗力，合理使用抗生素外，同时还要注意预防厌氧菌的感染。对受区要求较高，一般术后感染主要原因是创面引起，对局部清创应该认真仔细，对失活的组织应该彻底清除。换药过程中注意无菌操作。术后及时观察，若发现有感染征象，要及时拆除缝线，将伤口敞开，充分引流，以防止感染扩散；伤口可应用湿敷或滴注的方法处理。

（2）皮瓣下血肿　皮瓣下血肿形成的原因有凝血机制的问

题，另一原因就是术中止血不彻底，如局麻药加入肾上腺素等药物等其他原因，当术后肢体位置的改变、患者血压的回升等因素导致出血。预防方法：术前尽量查明有无出血倾向；术中彻底止血，选用可靠的止血方法，较大的血管以结扎止血可靠；常规放置引流；皮瓣边缘不要缝合太紧；发现血肿时必要时再次探查。

（3）皮瓣血运障碍、皮片坏死　血液供应是否充分，静脉、淋巴回流是否通畅是术后关键。如皮瓣供血丰富，静脉回流良好，皮瓣就能成活；反之，如血液供应不足或静脉回流障碍，皮瓣就会出现血液循环障碍。预防：术前，根据解剖结构，合理设计皮瓣，术中操作仔细，避免损伤主要供养血管；术后适当加压，注意观察皮瓣色泽及温度变化。

（4）术后形态欠佳　如皮瓣臃肿，不够平整；皮瓣感觉不能完全恢复。首先在皮瓣尚未最后修整或感觉未恢复前，对皮瓣加以妥善保护，防止意外损伤或烫伤、冻伤，一旦损伤，难以愈合。在未进行深部组织修复前，一般暂不考虑皮瓣的去脂修薄，深部组织修复宜在皮瓣转移术后3个月后再进行。同时在皮瓣切开和剥离时尽量不要破坏供血动脉，不要做广泛剥离。皮瓣转移后，2～3个月，若无需进行深部组织修复而外形臃肿者，可考虑采用去脂修整术。

108．单侧唇裂术后继发鼻畸形的类型有几种？如何修复？

答：单侧唇裂术后继发鼻畸形的类型及修复：

（1）鼻尖区塌陷　通常采用鼻小柱旁切口将患侧鼻翼软骨内侧角分离切断上提，与健侧鼻翼软骨等高缝合，或采用缝线悬吊提高，同时可选择肋软骨、膨体或硅胶假体植入矫正鼻背低矮。

（2）翼扁平塌陷　将患侧鼻翼软骨大部分（除外角部分外）与皮肤黏膜分离出来，将内角切断，上提与对侧鼻翼软骨相缝合。这样既能解决内角分离的现象，又抬高了鼻尖。但还需将患侧鼻翼软骨与同侧侧鼻软骨和中隔软骨固定缝合，这样才能获得较理想的效果。

（3）鼻孔过宽及鼻基底凹陷　从鼻孔基底原切口进入，分离两侧口轮匝肌，分离口轮匝肌的异常附着，将外侧口轮匝肌向中线鼻前棘方向悬吊，重叠缝合口轮匝肌，使患侧鼻翼基底和其下方白唇整体向中线推进，内收鼻翼，如此可调整鼻孔大小。同时鼻基底凹陷得到纠正。

109. 双侧唇裂术后继发鼻畸形的类型有几种？如何修复？

答：双侧唇裂术后继发鼻畸形的类型及修复：

（1）鼻小柱短，但宽大，鼻尖凹陷：采用鼻小柱的V-Y术，缝合两侧的鼻翼内侧角，提高并缩窄鼻小柱。

（2）鼻小柱宽度良好，但短小者：切开鼻翼软骨与侧鼻软骨黏膜瓣，充分松解，通过V-Y向内上方退缩，并用缝线交叉固定于对侧的鼻侧软骨上，并可切除鼻翼内侧角处的部分黏膜皮肤，以缩小并提高鼻尖部。

（3）孔过宽或一侧偏大者：可楔形切除部分鼻底组织。

第四节　口唇部整形与美容

110. 先天性唇裂的诊断标准是什么？分几度？

答：根据裂隙的程度，可分为三度。

Ⅰ度唇裂：只限于红唇部裂开。

Ⅱ度唇裂：上唇部红唇及部分白唇裂开，但未至鼻底。又可分为：欠Ⅱ度唇裂，指裂隙未超过唇高的1/2；深Ⅱ度唇裂，指裂隙超过唇高的1/2。

Ⅲ度唇裂：上唇红唇至鼻底完全裂开。

111．先天性唇裂的发病原因有哪些？

答：先天性唇裂的发病原因有以下几个因素：

（1）营养缺乏 特别是维生素的缺乏目前被认为是造成唇腭裂畸形的一个重要因素。母亲在怀孕前3个月中，如有营养不良及维生素缺乏史（包括过度呕吐），就有使胎儿发生唇裂的可能。

（2）药物影响 某些药物如反应停、阿司匹林、某些抗生素及皮质激素类药物可使胎儿畸形的发生率增高。

（3）情绪影响 有人认为在唇腭发育的关键时刻，孕妇生理或情绪上的紧张，易致胎儿畸形，这与母体内皮质激素分泌增加，因而抑制了纤维母细胞的发育有关。

（4）病毒感染 也被认为是致病因素。母亲在怀孕早期患风疹，常易致胎儿畸形。这在1940年澳大利亚风疹流行中已得到证实。但是否是风疹病毒本身，还是由间接因素造成畸形，有待于进一步证实。

（5）遗传因素 唇（腭）裂畸形的发生常与遗传有关。可以在一个家庭中发现一个以上的畸形患者，在询问家族史中也可以发现直系或旁系亲属中有同样畸形存在。此外，放射亦可能造成胎儿畸形。总之，在胚胎发育第4～8周时，由于某一治病原因影响第一、二鳃弓的正常发育，从而引起唇裂的发生；而在第8～12周时，即可能出现腭裂。

112．先天性唇裂手术时机如何选择？

答：首先患儿的体重要超过5kg，此时患儿的唇部组织量已相对丰满，便于修补。如是双侧唇裂同时修复，出血量相对较多，一般手术在6～8个月后进行。如果前唇突出严重，宜术前1个月用保守法进行持续性前颌部轻度加压，使突出的前唇后退，这样在缝合时可大大减少张力。还要注意血红蛋白是否正常、白细胞计数是否在正常值以内，以及胸腺是否退化。

Millard主张出生半个月后即使用带有一定张力的腭板。由于持续弹力的牵引、扩张，可达到前突的前颌骨后退，同时使两侧腭板向外扩张。在患儿3个月时作双侧齿槽列修补和唇粘连术，在患儿6～8个月时作第一次唇裂修补术。

113. 先天性唇裂手术的护理措施有哪些？

答：先天性唇裂手术的护理措施：

（1）术前护理

① 手术都为择期手术者，需详细告知患者或患者家属手术前的准备内容：抽血项目、备皮、皮试、术前医学摄影等，讲解各项准备的目的、必要性，配合事项、及需行其他有创护理操作的应签署知情同意书。

② 心理护理：要尊重受术者的隐私权，采取单独谈话，了解受术者行手术的目的，仔细听取受术者的陈述，认真分析其心理顾虑或恐惧的原因。对期望值过高者，要纠正受术者不切实际的幻想。如果不能纠正，需告知医生切不可勉强手术。

③ 注意口鼻腔护理：加强口鼻腔手术区的清洁卫生，包括口唇及其周围的皮肤黏膜、口腔及鼻腔等，均应清洗干净，成人每日刷牙3～4次（每餐后）。术前2日用甲硝唑漱口液漱口，每日3次。婴幼儿可用棉签或棉球擦洗，但要避免擦破黏膜。术日晨再按此法擦洗1次。局部若有鼻涕干痂，可先涂以石蜡油浸软后再擦洗干净。

④ 术前禁食：哺乳期的婴儿，可在手术前4h喂奶1次，避免在手术前发生脱水。成人采用局麻手术者，术日晨可进少量流汁早餐或禁食，以免术中呕吐。

⑤ 术日晨根据医嘱用药、监测患者生命体征、配手腕标识、再次核对术前准备完成情况，送患者入手术室，与手术护士交班。

（2）术后护理

① 严密观察生命体征，及时清理呼吸道分泌物，保持呼吸道通畅。全麻者待麻醉清醒后可取半卧位。

② 切口护理：术后观察伤口敷料有无渗血、渗液，若无特殊情况，术后当天伤口渗血，可用消毒棉签以滚动方式轻轻擦去，伤口如有干血痂，可用1.5%双氧水擦洗干净，然后用75%酒精消毒后涂眼药膏保护。指导患者术后第1天开始更换敷料，检查伤口，勿挤压手术部位。

③ 术后2天进流质饮食，母乳喂养者应母乳挤出后用匙喂，较大儿童及成人术后3天改为半流质饮食，但注意不可张大口咬食物或吃较硬的食物，以防伤口裂开。

④ 术后仍需注意预防感冒和上呼吸道感染，因流鼻涕、咳嗽易使伤口糜烂破溃甚至使伤口裂开。

（3）出院康复指导 指导患者伤口愈合良好，可在5~6天拆线，口内缝线任其自行脱落。拆线后仍需固定唇部5~7天，同时防止跌绞和撞伤而导致伤口裂开。一般拆线后6~10天可开始进食，但指导患者2周内勿进食粗糙或过硬食物。

114. 单侧唇裂术后继发畸形的类型有几种？如何修复？

答：单侧唇裂术后继发畸形的类型及修复：

（1）上唇瘢痕 如局部皮肤组织较多，可行简单的瘢痕切除。如同时伴有其他畸形，可用Onizuka二期切口设计法切除瘢痕，同时做口轮匝肌功能性复位、人中再造及鼻唇沟三角再造。如患侧唇高不足或过度，亦可进行调整。

Onizuka认为除少数病例外，一般都需作一次彻底的继发畸形整复。虽然瘢痕情况各异，但设计切口时必须掌握以下原则：首先确定唇弓的两个最高点和中央凹点；根据现有的条件决定术后唇弓形态是弓形、平台形还是三角形，尽量去除所有瘢痕组织而保留正常组织；应用公式 $b=a+(h-h')-3mm$ 来计算唇红上两个三角瓣的大小。其中，h 为健侧唇峰到内眦连线的距离；h' 为患侧唇峰到内眦连线的距离。根据公式计算得出 b 为患侧要设计的等腰三角形的底边长度，而三角瓣 b 的二腰与三角瓣 a 的腰等长，以后三角瓣 b 可插入三角瓣 a 内。由于两个三角瓣的底边大小不同，这样也起到了使过长的上唇变短或长度不足的上唇加长的作用。

（2）唇红厚度不对称　正常上唇的左右唇红厚度相等，约为下唇厚度的4/5。当出现两侧唇红厚度不对称时，可根据此正常情况作上唇黏膜条切除，或作不足处口腔黏膜的V-Y推进而使之对称。

（3）人中不显　在人中部位做口轮匝肌上和下与皮肤及黏膜之间的分离，健侧分离到人中嵴，切开健侧人中嵴部位的口轮匝肌、唇弓中央唇弓缘上的口轮匝肌以及患侧瘢痕组织，形成一个以鼻小柱根部为蒂的口轮匝肌瘢痕组织瓣。然后将患侧口轮匝肌功能性复位，并将舌形瓣旋转重叠固定在患侧肌肉上，以形成患侧人中嵴。在人中凹处作皮下与黏膜固定缝合一针，或皮外加压固定使之粘连而形成人中凹。

（4）上唇过长　可通过Onizuka的公式计算、设计来调整。在患侧上唇过长者，h' 必大于 h，所以（$h-h'$）为负数，这样 b 必小于 a。

（5）上唇过紧　上唇过紧表现为上唇横径不足，外观窄小，退缩于下唇后方，有时伴有下唇内翻，但需与上颌骨发运不良或失去门齿、失去骨性组织支撑而引起的塌陷相区别。后者的唇组织量还是足够的，所以当佩戴适当的托牙或作 Le Fort Ⅰ型截骨前移上颌骨时即能纠正，而前者则需要用 Abbe 氏下唇交叉瓣法，将下唇正中组织（其量为上、下唇组织量差的一半），交叉转移到上唇正中，来调节上下唇间的组织量及解剖关系。

（6）唇红缘切迹状裂口或口哨样畸形　唇红缘切迹状裂口或口哨样畸形，因唇红部线状疤痕收缩或在唇裂修补时过多保留唇红组织而引起。此类畸形可通过在唇红黏膜上或唇黏膜上切除切迹，并通过Z改形术来纠正。设计时切忌将Z形的两个瓣分别设计在唇黏膜和唇红黏膜上，因这两种黏膜的组织结构、色泽均不相同，交叉后互相镶嵌会十分难看。如切迹较阔或呈口哨样畸形时，可做唇黏膜上一个较宽大的 V-Y 推进瓣来纠正。

（7）唇弓参差不齐　唇裂修补手术时在设计上或缝合上的偏差，随着生长发育，将会引起唇弓参差不齐。纠正方法并不难，只要沿错位的皮肤、唇红缘作两个对偶三角瓣，交叉后即能纠正。

（8）鼻翼塌陷　Millard 等主张在 5 岁到学龄前来纠正此种畸形，如果单纯简单地将两侧的软骨缝合在一起，则并不能解决问题，而必须将患侧鼻翼软骨大部分（除外角部分外）与皮肤黏膜分离出来，将内角切断，上提与对侧鼻翼软骨相缝合。这样既能解决内角分离的现象，又抬高了鼻尖。但还需将患侧鼻翼软骨与同侧侧鼻软骨和中隔软骨固定缝合，这样才能获得较理想的效果。

115. 双侧唇裂术后继发畸形的类型有几种？如何修复？

答：双侧唇裂术后继发畸形的类型及修复：

（1）局部瘢痕　可做单纯的切缝进行修整，如前唇过阔，可在修整瘢痕的同时来缩小宽的前唇。如鼻小柱过短时，可利用前唇瘢痕瓣相互缝合来延长鼻小柱，达到一举两得的目的。如上唇过长，也可在瘢痕修整的同时来调节上唇长度。

（2）上唇过长　常见于加长法修补双侧唇裂术后，如同时伴有上唇明显瘢痕，则可在瘢痕修整过程中缩短上唇；如上唇外形满意，唯上唇过长，则可在鼻底部位作横行全层组织切缝，即可达到纠正。

（3）上唇过短　常见于早期前唇过小而又没有作延长前唇的手术病例。如畸形不严重而上唇组织较丰富，可做两侧瘢痕切除并作 Z 改形术来延长上唇；或完全切除瘢痕重新调整皮肤，也能得到一个较满意的外形。如前唇过小而引起严重的口哨样畸形，则干脆用整块短小的前唇组织来延长再造鼻小柱，同时用Abbe下唇转移瓣来再造前唇部，加上双外侧的推进，能收到良好的手术效果。

（4）上唇过紧 指真正的上唇组织量不够的畸形，此畸形可用Abbe下唇瓣交叉转移来纠正。

116. 先天性腭裂分为几类？诊断标准是什么？

答：先天性腭裂的分类和诊断标准：

（1）按部位分类 腭裂可分为四种类型：①软腭裂，不并发唇裂；②软硬腭裂，常并发单侧不完全性唇裂；③单侧完全性腭裂，从悬雍垂始，到切牙孔，斜向外侧，到侧切牙全部裂开，两侧牙槽突被黏膜分开，常并发单侧完全性唇裂；④双侧完全性腭裂，常与双侧完全性唇裂并存。裂隙在侧切牙处向两侧裂开，鼻中隔下端呈游离状。

（2）按程度分类

① 软腭裂：仅软腭裂开，有时只限于腭垂。不分左右，一般不伴唇裂，临床上以女性比较多见。

② 不完全性腭裂：亦称部分腭裂。软腭完全裂开伴有部分硬腭裂；有时伴发单侧不完全唇裂，但牙槽突常完整。本型也无左右之分。

③ 单侧完全性腭裂：裂隙自腭垂至切牙孔完全裂开，并斜向外侧直抵牙槽突，与牙槽裂相连；健侧裂隙缘与鼻中隔相连；牙槽突裂有时裂隙消失仅存裂缝，有时裂隙很宽；常伴发同侧唇裂。裂侧鼻腔与口腔完全相同。

④ 双侧完全性腭裂：常与双侧唇裂同时发生，裂隙在前颌骨部分，各向两侧斜裂，直达牙槽突；鼻中隔、前颌突及前唇部分孤立于中央。左右两侧腭突都与鼻中隔不相连接，与鼻中隔连接的前额显著向前突出。两侧鼻腔与口腔完全相通。

117. 先天性腭裂的治疗原则是什么？

答：治疗的基本原则是：封闭腭裂，延伸软腭长度；将移位的组织结构复位；减少手术创伤，妥善保存与腭部营养和运动有关的血管、神经及肌的附着点，以恢复软腭的生理功能，达到重建良好的腭咽闭合功能，为正常吸允、吞咽、语音、听力等生理功能恢复创造条件的目的；同时减少手术对颌骨发育的干扰，确保患儿的安全。

118. 先天性腭裂的手术时间如何选择？

答：有两种意见：一种主张早期进行手术，在18个月左右进行手术为宜；另一种则认为在儿童学龄前，即5～6岁左右施行为好。

主张早期手术的学者认为：2岁左右是腭裂患儿开始说话时期，在此时期以前如能将腭裂修复，使腭部能及早发挥正常功能，患儿可以比较自然地学习说话，建立正常的发音习惯；同时可获得软腭肌较好的发育，重建良好的腭咽闭合，得到较理想的发音效果。早期手术对颌骨发育虽有一定影响，但并不是决定因素，因腭部患者本身已具有颌骨发育不良的倾向；而且在少年期可通过扩弓矫治减少畸形，成人后颌骨发育不足的外科矫治较腭裂语音的治疗效果要好。这些观点目前已得到国内外较多学者的赞同。

持另一种意见的学者认为：虽然早期手术语音效果较好，但麻醉与手术均较困难，手术危险性较大；同时，过早手术由于手术损伤和剥离可能破坏血供，以及术后瘢痕形成等原因加重上颌骨的发育不足，会使患儿成长后出现面中部的凹陷畸形。故主张5岁以后待上颌骨发育基本完成后再施行手术为宜，同时也减少了手术和麻醉的困难。还有些学者提出腭裂二期手术的方法，即早期修复软腭裂，大年龄期再修复硬腭裂。这样既有利于发音，又有利于颌骨发育。其缺点是：①手术分二期进行，手术复杂化；②在行二期手术时，增加了手术难度。因此，尚未得到众多学者的支持和患儿家长的接受。

119. 先天性腭裂治疗的护理措施有哪些?

答：先天性腭裂治疗的护理措施有：

（1）腭裂手术结束，须待患儿清醒后方可拔出气管内的插管。

（2）拔管后患儿往往有一嗜睡阶段，因此回到病室或复苏室后，仍应按未清醒前的情况护理：严密观察患儿的呼吸、脉搏、体温；体位宜取平卧、头偏向一侧或头低位，以便口内血液、唾液流出，并防止呕吐物逆行性吸入。在嗜睡时可能发生舌后坠，妨碍呼吸，可放置口腔通气道，必要时给予吸氧，如发现患儿哭声嘶哑，说明有喉头水肿，应及时用激素治疗并严密观察呼吸。发现有呼吸困难时应及时行气管切开术，防止窒息。术后高热应及时处理，预防高热抽搐、大脑缺氧而导致意外发生。

（3）注意术后出血。手术当天唾液内带有血水而未见明显渗血或出血点时，局部无需特殊处理，全身可给予止血药，如口内有血块，则应注意检查出血点；少量渗血而无明显出血点者，局部用纱布压迫止血。如见有明显的出血点应缝扎止血；量多者应回手术室探查，彻底止血。

（4）患儿完全清醒4h后，可喂少量糖水，观察半小时，没有呕吐时可进流质饮食。流质饮食应维持至术后2～3周，其后进半流质饮食，1个月后可进普食。

（5）每日应清洗口腔，鼓励患儿饮食后多饮水，保持口腔卫生和创口清洁。严禁患儿大声哭叫和将手指、玩具等物纳入口中，以防创口裂开。术后8～10天可抽除两侧松弛切口内所填塞的碘仿油纱条，创面会很快被肉芽和上皮组织所覆盖。腭部创口缝线于术后2周拆除。

（6）口腔内为污染的环境，腭裂术后应常规使用抗生素3～5天，预防创口感染。如发热不退或已发现创口感染，抗生素使用时间适当延长。

（7）出院指导：出院后用勺进流食一周后可改进两周稠软的半流食，逐渐过渡到普食（除干硬类食物）。注意口腔内有无出血等异常情况。不适及时就诊。保持口腔内清洁，进食后漱口。向家属介绍患儿出院后坚持语音训练的重要性。患儿3～4岁时如发音不清，应做鼻咽纤维镜检查腭咽闭合情况。

120. 先天性腭裂出院指导的重点是什么？

答：先天性腭裂出院指导的重点是语音训练。

训练方法：每周1～2次，每次45～60min不等，家庭配合时间，每天不少于40～60min，但应根据患儿年龄、接受能力等不同情况作适当调整。

121. 先天性腭裂修复手术后的语音训练要点有哪些？

答：先天性腭裂修复手术后的语音训练要点：

（1）发音器官的练习 腭裂的患者由于先天性解剖结构的异常，致使唇、舌等发音器官出现代偿性运动，而有异于正常人。因此发音器官的训练很有必要。

唇：①张口。轻闭唇然后张口至最大，同时发"a"音，再轻轻闭唇，同时吸气。②展唇。闭唇，上下牙列咬合，舌尖抵下齿背双唇向两侧平展，同时发"i"音。③圆唇。闭唇，然后双唇轻拢，向外呼气或发"u"音，呼气末回到闭唇位。④撮唇。双唇轻闭，然后用力将双唇撮紧，舌尖抵下齿背，送气作吹口哨状。回到轻闭唇位，吸气。⑤咬唇。将下唇置于上下齿之间，呼气，然后保持下唇与齿裂关系不变，再吸气。反复练习。⑥双唇互压。双唇互相挤压，置一张纸片于双唇间屏气，用力抽纸片，双唇用力将纸片夹住。⑦咂唇。双唇互相用力，突然开放，发出咂唇声。⑧鼓腮吐气。轻闭双唇，口内充满气体，吐气。

舌：①伸舌。舌伸平至口外，双唇放松，缩舌回口内。②伸舌上卷。伸舌至口外最大限度，舌尖上卷，向上唇或人中接触，回平伸舌位。③张口卷舌。尽力张大口，舌尖上抬至上齿外侧，依次向上齿背、硬腭及软腭方向滑动，回到闭口位。④张口平抬舌。适度张口，舌前部平抬与硬腭部相贴，舌尖抵上齿背，回静止位。⑤舌尖抬齿。适度张口，舌尖抵上齿背，迅速离开，发出"咂咂"声。⑥弹舌。舌面前部抵硬腭，舌尖抵上齿背，适度张口，迅速抬离舌体。⑦舌后缩。张口，舌体后缩，感到会厌部有压力，回静止位。

（2）控制气流方向的练习　较有效的方法是进行吹气练习。练习时要求深吸气后，慢吐气控制气流的幅度，保持气流持续出现，维持的时间越长越好。此外，对于这类气流有鼻腔溢出者，在其练习的初期可先用手将鼻翼捏住，辅助气流从口腔中呼出，在以后的练习过程中逐步放弃手辅助。

（3）正确发音的练习　发音方式的建立：①爆破音（塞音）。声道的某上点完全阻塞气流，然后突然放开，气流迸发而出。②擦音。在声道某一位置，舌体与周围组织共同形成狭窄通道，气流遇阻而加速，形成"紊流"，产生噪声。③塞擦音。初为塞音，阻塞点去除后表现为擦音。④边音。气流沿舌的一边或两边流出。⑤鼻音。气流完全由鼻腔流出。

（4）不同类型语音障碍的训练要点

① 声门爆破音。训练时以放松喉部压力为主，改变发声方法。

② 咽喉摩擦音和咽喉爆破音。结合发声训练和声门爆破音的训练方法。

③ 腭化构音。训练时首先要让患者放平舌体，必要时可令患者将舌尖伸出牙列，上下牙轻咬住舌尖，限制舌体后中部向腭部拱起，随后让其发"θ"音，稳定后再按送气音→不送气音、擦音→塞擦音→塞音的顺序过渡到其他音素。

122. 何谓上唇过短？如何矫正？

答： 上唇过短是唇发育短小或采用手术原因两侧唇峰定点太向内，并未行口轮匝肌修复所致。主要表现为全上唇过短或人中部过短。

矫正方法：发育短小可用Millard法重新修复；后者可用前唇部设计倒V形皮瓣推进修复。

123．何谓重唇？如何矫正？

答：重唇是一类较少见的先天性畸形，又称为双唇或双上唇，为先天性发育畸形。

矫正方法是做部分切除使红唇恢复正常外形。术式有两种："梭形切除法"和"横纵梭形切除法"，梭形切除法是沿重唇周缘作梭形切口，楔形切除黏膜和黏膜下组织，然后分层缝合伤口。横、纵梭形切除法是在上唇两侧各缝一针，牵引两线使上唇外翻。在两侧重唇突出部位各做一横梭形的切口，而中线部做纵形切口，切除多余的黏膜及黏膜下组织后分层缝合。5～7天拆线。梭形切除法具体手术方法：在两侧唇黏膜各做横行的梭形切口，切口外端常需延伸至颊部，切除过多的唇红黏膜，切除的范围应根据上唇静态及动态时的唇外形来确定。为避免直线瘢痕挛缩，可设计成连续的锯齿形切口，间断缝合伤口。

124．何谓厚唇？如何矫正？

答：厚唇指唇组织增厚，红唇部增宽而外露过多，唇线突出。唇黏膜和唇腺的慢性炎症增生也可以表现为厚唇。

矫正方法：首先测量出增生过多的部分，并用亚甲蓝标出，一般采用阻滞麻醉。在唇红内侧唇黏膜与口腔黏膜交界处，设计切口线，为保证术后上唇的唇珠明显，增加美感，切口线应设计成弧形，与上唇唇弓缘平行，宽度一般为4～6mm，深度不超过6mm。两条切口的纵切面应成70°～90°角，切口两端可适当延长到颊侧，以免口角出现"猫耳朵"，并保持口角形态自然。立体去除切下的一条黏膜，并尽量将增生的黏液腺切除，予以整形缝合，即可使厚唇变薄。

125．何谓大口畸形？如何矫正？

答：大口畸形：是指一种少见的面颌部先天畸形，一般称为巨口症，系由胚胎发育时期上颌突与下颌突部分或全部未融合所引起。它是面裂的一种，可有单侧裂或双侧裂之分，多为单侧，以男性多见，一般裂隙多终止于颊部严重者可形成面部横裂。

矫正方法：

（1）直接缝合法　适用于单侧或双侧轻度大口畸形的病例。

（2）Z成形术缩小口裂　适用于单侧大口畸形较长的病例。

以健侧口角为标准，确定患侧口角的正常位置。按照Z成形术原则设计切口。一种方法是在上下唇及口角作"Z"形切口，"Z"形瓣分离后，缩小口裂，分离大口畸形侧上下唇黏膜，使其对合，制成衬里，缩小口角，其口角区皮肤互相换位缝合，矫正大口畸形。另一种方法是切口沿口裂皮肤边缘切开，但黏膜不要切除，翻转口内作口内黏膜。然后在裂隙皮肤边缘作附加切口，做成对偶三角瓣转移交叉缝合，因皮肤切口呈曲线，不致产生瘢痕挛缩，术后瘢痕亦不明显。

126. 何谓小口畸形？有何临床表现？如何矫正？

答：小口畸形，又称小口症，是指口裂较正常者要小。

临床表现：表现为口角处蹼状瘢痕，上下唇在口角处粘连，严重者伴有唇组织的缺失。还可造成进食、语言、表情等功能受限，严重影响生存质量。

矫正方法：

（1）滑行唇红瓣口角成形　手术时先在患侧按健侧口角位置定点，沿口角定点部位至口裂做一水平切开，直至口腔黏膜。将此区内粘连的瘢痕组织切除，沿上下唇正常唇红缘和口内黏膜各作一水平切口，形成上下两个唇红组织瓣，其长度以能充分向口角滑行，缝合后无张力为度。再将上下唇组织瓣各用一针褥式缝合固定于口角外侧正常皮肤上，最后将组织瓣分别与唇红缘及口内黏膜加以缝合，开大口角。

（2）唇红旋转及滑行组织瓣转位口角成形　患侧口角位置定点与滑行唇红瓣口角成形法相同。手术时在下唇唇红向上唇延伸部位，设计一个上唇唇红旋转组织瓣，切除口角的瘢痕组织，在上唇唇红组织旋转瓣内侧，形成另一个上唇唇红滑行组织瓣。两瓣分别形成后，转位至口角处加以缝合，开大口角。

（3）颊黏膜旋转滑行组织瓣口角成形　适用于一侧唇红组织丧失较多和双侧口角开大的病例。口角定点及口角至唇红部三角形瘢痕皮肤切除，均与滑行唇红瓣口角成形法相同。根据唇红组织缺失大小，在同侧近口角处的颊黏膜上设计一个双叶状的颊黏膜组织瓣，蒂部在后方。组织瓣充分游离后，转移至上下唇唇红缺失的床面上，并加以缝合开大口角，颊黏膜供区拉拢直接缝合。

（4）唇黏膜推进方形口角法　适用于烧伤后口周有环形瘢痕，张口困难者。按正常口角口裂成形。手术时先用亚甲蓝绘出拟定口唇外形的轮廓。为了使口角处皮瓣有足够宽度，皮瓣蒂部约为0.5～1.0cm。沿绘出的上下唇唇红缘切开，切除瘢痕组织，两侧口角处各保留一三角形皮瓣。沿口内黏膜创缘充分游离，将口角处黏膜作1～2cm平行切开，最后将口腔黏膜拉出与上下唇皮肤创缘缝合形成唇红，将口角处三角形皮瓣转向口内，与黏膜创缘缝合形成口角，本法术后口角略成方形。

127．何谓唇瘘？有何临床表现？如何矫正？

答：唇瘘也称作唇凹或唇窦道，多位于下唇红中线两侧，极少位于上唇及口角。

临床表现：本病畸形较轻，仅唇部轻微异常和瘘口有无色黏液流出引起不适，但必须注意其伴随畸形和唇腭裂较高的遗传发生率。

矫正方法：主要通过手术的方式来矫正。

128．唇外翻手术的适应证有哪些？手术原则是什么？

答：（1）唇外翻手术的适应证

① 口唇区或上下唇部皮肤浅层缺损，而唇红完整的唇部轻度外翻畸形。

② 原有的瘢痕组织已经软化。

③ 局部无感染及炎症。

④ 严重的唇外翻则主要应用游离植皮或游离皮瓣修复。当受条件限制不能应用游离皮瓣修复时，还可以应用皮管移植完成修复。

（2）手术原则　应以外翻畸形程度和功能障碍而定：

① 因烧伤后轻度瘢痕挛缩造成者，可有唇轻度外翻，或仅下唇有外翻，或伴有口角变形，仅用局部皮瓣转移，行 V-Y 推进术或 Z 成形术，畸形即可矫正。

② 颏颈或颏胸部发生严重粘连时，下唇可极度外翻并出现进食、咀嚼、言语，甚至呼吸等方面的功能障碍。如幼年发生这种畸形，可因瘢痕牵拉而影响下颌骨的发育。对此，可视情况采用临近皮瓣转移修复，下颌骨畸形采用正颌外科矫治。

③ 火器伤造成的唇外翻畸形，因伤后多伴有严重感染，产生的瘢痕较为广泛。坏疽性口炎常合并有深部组织的广泛破坏或瘢痕挛缩，甚至可发生颌骨或颞下颌关节粘连，在修复时对此应有充分的估计。

129. 唇部手术后的护理要点有哪些？

答：唇部手术后的护理要点有：

（1）手术后由于缝合张力较大，应使用唇弓减张。

（2）为了防止感染，术后第二天起暴露创面，防止伤口渗出及鼻腔分泌物黏附在缝线上。必要时用3%硼酸乙醇或过氧化氢溶液清洗，否则易引起感染，甚至伤口开裂。因为在高张力下，局部血供也相对受到影响，这样感染机会亦会增加。术后常规使用抗生素。

（3）术后禁忌婴儿吸吮，因为吸吮常会引起伤口开裂，所以在喂饲时必须用滴管或汤匙喂养。

（4）观测患儿的生命体征。

（5）每次进食后要用温开水漱口，并用甲硝唑漱口液含漱，保持口腔清洁，预防感染。

130. 酒窝成形术的常用方法有哪两种？

答：（1）皮下结扎法

① 在面部定点画 3～5mm 长的短线，用尖刀在短线的上下端各刺一个小孔。在口内颊黏膜与面部定点相对处，做一 3mm 长的垂直小切口。

② 将带有 5 号细丝线的直针由口内颊黏膜上的小切口的上端刺入，从面颊皮肤上定点线端穿出。

③ 将同一针线由同一穿出点再刺入皮肤并在皮下真皮层走行 3mm，然后从皮肤定点线下端穿出。此后从第二个穿出点第二次穿入皮肤，最后从口内颊黏膜上的小切口的下端穿出。

④ 牵拉针线如果面颊部皮肤定点处出现凹窝，即可将丝线在黏膜切口内结扎，使皮肤真皮层与颊黏膜黏合。

⑤ 在口内颊黏膜的小切口处缝合一针。

（2）口内切开法

① 与术前选好的定点的相对处，在口内颊黏膜上做 8mm 的横行小切口。

② 用小弯止血钳分开小切口，露出颊肌纤维。

③ 先用组织钳夹住切口内的颊肌纤维（夹时要注意面部肌肉有无抽动，避免损伤面神经纤维），然后用弯剪将夹住的肌纤维剪除。

④ 用带有细丝线的小弯针将口内颊黏膜与面颊定点处皮下的真皮层缝合一针。

⑤ 最后，将口内伤口缝合。此法有可能损伤面神经或腮腺导管，因此手术时必须注意。

131. 露龈笑的原因是什么？有何临床表现？适应证是什么？如何矫正？

答：露龈笑的主要原因有：因口周轮匝肌的鼻部及唇部附着

点过高，降鼻中隔肌、压鼻孔肌、上唇提肌肌力过强，附着过低所致。

临床表现：发笑时牙龈过于外露，影响美观。

适应证：需要手术矫正改善美观，无其他不宜手术的。

手术矫正要点：

（1）在两中切牙之间的龈沟底部，设计0.5～1cm切口线。

（2）切开黏膜及黏膜下组织，在骨膜上向鼻基底部充分分离，切断一段降鼻中隔肌和压鼻孔肌，然后缝合黏膜。不能缝合的黏膜用碘仿纱条填塞保护。

（3）在口内相当左右鼻翼缘处各做一5mm黏膜切口，解剖出提上唇肌，切除一段肌肉，伤口缝合一针。

（4）拆线后嘱咐受术者闭唇锻炼3～6个月。

第五节　颌面、颈部整形与美容

132. 颞部材料充填术的适应证有哪些？

答：颞部材料充填术适合那些颞部过于平坦，太阳穴有明显凹陷者。颞部材料充填术也适合脸颊部凹陷、双侧颊部不对称、耳垂薄弱者。

133. 颞部材料充填术的护理要点有哪些？

答：颞部材料充填术的护理要点有：

（1）手术后要多吃一些有营养的食品有助于术后的恢复，忌食辛辣刺激的食品；

（2）手术48h后如果伤口干燥无渗出物就可用水轻轻地清洗，两周后方可泡澡；

（3）手术后1～3日需要冰敷，用塑料薄膜包住冰再用毛巾包一层避开切口进行冰敷；

（4）手术72h后需要热敷以帮助消肿，活血化淤；

（5）手术后酌情用抗生素3～5天，轻加压包扎5～7天，术后6～8天拆线。

134. 自体脂肪注射颞部充填术的适应证有哪些？

答：自体脂肪注射颞部充填术的适应证有：

（1）先天性的颞弓突出；

（2）衰老所致的颞颊部凹陷；

（3）颞部两侧不对称者。

135. 自体脂肪注射颞部充填术的护理措施有哪些？

答：自体脂肪注射颞部充填术的护理措施有：手术后应用抗生素3～5天，轻加压包扎5～7天，无缝合口无需拆线，2周后水肿消退恢复到正常状态，3～6个月会有部分注入的脂肪颗粒被人体汲取30%～40%，注入量越少汲取率越低，部分患者需要二次注入。

136. 颧骨增高术的适应证有哪些？术前注意事项及手术护理操作要点有哪些？

答：（1）颧骨增高术的适应证

健康成年人颧骨或颧弓低平。

（2）术前注意事项

① 身体健康，无重要脏器的器质性病变，如：无心脏病，无肝炎、肾炎、肺炎等疾病。

② 无口腔感染源，如龋齿，牙周炎，口腔溃疡等。

③ 女性手术应避开月经期。

（3）手术护理操作要点

① 常规消毒铺巾。

② 局部浸润麻醉。

③ 做双侧上齿龈沟黏膜切口。

④ 经过黏膜及黏膜下组织和骨膜，行骨膜下分离达颧骨表面。

⑤ 制作好颧骨生物性或非生物性假体。

⑥ 按颧骨的形状，将制作好的颧骨假体置入分离好的骨膜下。

⑦ 缝合或螺钉内固定。

⑧ 放置引流，缝合切口。

137．颧骨增高术的护理措施有哪些？

答：术后应用抗生素3～5天，静脉给予止血药物2～3天，面部弹性绷带包扎5～7天，10天拆线。术后3天内进半流质。一般术后肿7～10天，随后慢慢消肿。

138．颧骨降低术的适应证有哪些？术前注意事项有哪些？

答：颧骨降低术的适应证有：颧骨颧弓过度突出的健康成年人。

术前注意事项：①术前要做口腔检查，确保无口腔感染源，如龋齿、牙周炎、口腔溃疡等。如有，待治愈后再行手术。

② 术前要详细告知医生身体是否健康，有无重要脏器的器质性病变，如：无心脏病，无肝炎、肾炎、肺炎等疾病。这对手术能否安全完成有重要的影响。

③ 还应做术前血、尿的常规化验检查，胸透和心电图等常规健康检查。

④ 女性手术应避开月经期。

139．下颌角肥大截骨整形术、颧骨降低术的护理有哪些？

答：（1）术前护理

① 心理护理　患者有不同程度的面部畸形，易产生自卑心

理，同时又担心手术效果及遗留后遗症等而存在恐惧心理。加强心理护理，护士应主动与患者沟通，消除紧张情绪，使其对手术有正确的认识，以最佳的心理状态配合手术。

② 完善术前检查 术前摄像、肝功能、血常规、免疫常规、凝血功能、血生化、尿常规、心电图等。

③ 术前沐浴，剪指甲，更衣，避免着凉，女性患者要避开月经进行手术。

④ 询问药物过敏史、既往史，有阳性体征者做特殊标记。

⑤ 患者长期张口受限，口腔卫生较差，术前口腔护理尤其重要。术前3天给予漱口液漱口，每日3次，必要时行牙周洁治。

⑥ 术日摘除饰品、义齿、接触镜（隐形眼镜）等，贵重物品交家属保管。

⑦ 灌肠：全身麻醉手术患者术前一日晚灌肠，嘱其灌肠当晚适量饮食，避免太过油腻，灌肠后不再进食，术前6h不再饮水。

⑧ 精神紧张的患者，可遵医嘱口服镇静药，保证患者有良好的睡眠。

⑨ 术日晨洗脸后不要涂抹任何化妆品。术日晨测血压，测空腹体重。

（2）术后护理

① 卧位 术后6～8h要禁食、禁水，去枕平卧，头偏向一边，以防呕吐物进入呼吸道，引起误吸。麻醉清醒后6h可以改为半卧位，以减轻头部水肿。

② 保持呼吸道通畅 术后患者大都有不同程度的咽喉部疼痛及痰多黏稠等症状，遵医嘱给予患者雾化吸入，以改善症状。术后6h可喝少量的水，无不适时，可以喝牛奶等流质饮食。

③ 心理护理 术后患者脸面部肿胀明显，对患者进行安慰，给予适当解释，使患者明白术后肿胀为正常现象，以解除患者焦虑不安的情绪。

④ 口内伤口护理 术后遵医嘱每日给予口腔护理两次，保

持口内清洁和避免感染。遵患者在进食后用漱口液漱口，保持伤口清洁。

⑤ 遵医嘱用抗生素、止血药及维生素C等治疗，预防感染，促进伤口愈合。

⑥ 饮食护理术后一周进流质，如牛奶、果汁、豆浆、蛋白粉、各种汤等，用注射器推注，避免吸呛。一周后进半流质饮食，如蛋羹、面条、粥、馄饨等。两周后进软食。进食后都要用漱口液漱口，保持口腔清洁，预防感染。

⑦ 引流管护理　保持负压引流器处于负压状态，注意引流管勿折、勿脱出。引流量多时，及时更换注射器，并做好记录。如为新鲜血，量较多，应及时通知医师；如引流管压迫口角，及时更换位置，重新固定引流装置，口角涂抗生素软膏，保护口角。

⑧ 头部敷料在术后3～5天拆除，换弹力头套，以减轻术区肿胀和面部松弛。

（3）出院指导

① 患者出院后坚持用漱口水漱口，每日4～6次，至拆线后1周，3周后可用软毛牙刷刷牙，动作轻柔，避免碰伤口部，2个月后可用普通牙刷。

② 手术后术区肿胀、麻木、流唾液是正常现象，这些症状渐渐会消失。如果症状加重，及时与医生联系。

③ 出院后注意保持伤口清洁，避免挤压、碰撞。

④ 2周后，可进软食。4周后可进普食，3个月以内禁食过硬的食物。

⑤ 佩戴弹力头套持续3个月以上，可防止面部皮肤松弛，并保持良好的术后效果。

⑥ 保持良好的精神状态，3个月后来院复查。

140. 颏前移术的适应证有哪些？手术操作要点有哪些？

答：（1）颏前移术的适应证　下颌前突Ⅲ类错合畸形施行下

颏整体后退，颏前点后缩者；正常或短头面型需增加颏突出者；改变面下部1/3高度，并需增加颏突出者。

（2）手术操作要点

① 常规消毒铺巾。

② 自一侧下颌第一前磨牙到对侧第一前磨牙前庭沟做切口，行骨膜下剥离，显露骨面。

③ 标记截骨线，于颏孔下方、根尖下、下颌骨下缘（颏部）上方1.0～1.5cm用微型电摆动锯水平截骨。

④ 松动骨段前移到预定理想位置后，行微型钢板螺钉或钢丝结扎固定。

⑤ 缝合入路切口。

141. 颏后退术的适应证有哪些？手术操作要点有哪些？

答：（1）颏后退术的适应证　巨颏的第1亚型，主要是颏向前方的过度生长。

（2）手术操作要点

① 颏后退术必需使颏部软组织在术后有相应后退，所以，正中联合前面及下缘应与骨膜及其表面的软组织保持良好的附着，以便在硬组织后退时软组织随同后退。

② 截骨前要在尖牙根尖及正中联合处做好定位标志线。

③ 注意骨膜、肌层及黏膜的对位缝合。

142. 上下颌前突畸形矫正术的护理有哪些？

答：（1）术前护理

① 心理护理：护士应主动与患者沟通，消除紧张情绪，使其对手术有正确的认识。

② 完善术前检查：术前照相，头颅正、侧位X线片，肝功能，血常规，免疫常规，凝血功能，血生化，尿常规，心

电图等。

③ 术前清洁口、鼻腔（剪鼻毛），沐浴，剪指甲，更衣，避免着凉。女性患者要避开月经期进行手术。

④ 备血：该手术一般在手术一周前备自体血，血量一般根据手术情况及自身条件而定，200～400mL，存放在医院的血库内，待手术中使用。

⑤ 询问药物过敏史、既往史，有阳性体征者做特殊标记。

⑥ 术前一周行口腔检查，对牙周炎、牙结石或口腔黏膜疾病及早治疗；术前常规行正畸治疗，绑牙弓夹板，以备术后矫治上颌切牙对于骨骼畸形的代偿。术前咬合牙模，以辅助设计，制作咬合导板以备颌间牵引，使术后的咬合关系保持稳定。

⑦ 术前需要准备流质饮食，术前摘除饰品、义齿、接触镜（隐形眼镜）等，贵重物品交家属保管。

⑧ 术日前一晚和术日晨，协助患者清洁口、鼻腔，用漱口液漱口。

⑨ 术日晨洗脸后不要涂抹任何化妆品。术日晨测血压，测空腹体重。

（2）术后护理

① 卧位术后6～8h要禁食、禁水，去枕平卧，头偏向一边，以防呕吐物进入呼吸道，引起误吸。麻醉清醒后6h可以改为半卧位，以减轻头部水肿。

② 保持呼吸道通畅，及时清理口腔分泌物。由于延长器植入术后口腔不能闭合，只能张口呼吸，用0.9%的氯化钠注射液浸泡的半湿纱布遮盖口腔，避免口干，并随时更换。术后患者有不同程度的咽喉部疼痛及痰多黏稠等症状，遵医嘱给予患者雾化吸入，以改善症状。术后6h可喝少量的水，不感到恶心，可以喝牛奶等流质饮食。

③ 心理护理：术后患者脸部肿胀明显，应对患者进行安慰，给予适当的解释，使患者明白术后肿胀为正常现象，以便解除患

者焦虑不安的情绪。

④ 口内伤口护理：术后遵医嘱每日给予口腔护理2次，以防感染，促进伤口愈合。

⑤ 遵医嘱用抗生素、止血药及维生素C等治疗，预防感染，促进伤口愈合。

⑥ 饮食护理：术后1周进流质饮食，如牛奶、果汁、豆浆、蛋白粉、各种汤等，用注射器推注，避免吸吮。一周后进半流质饮食，如蛋羹、面条、粥、馄饨等。两周后进软食。进食后都要用漱口液漱口，保持口腔清洁，预防感染。

⑦ 为保证术后矫正的效果，患者术后3日即用橡皮套固定上下牙弓夹板，以限制上下牙齿的活动。

（3）出院指导

① 患者出院后要坚持用漱口液漱口，每日4～6次，至手术后4周。4周后可用软毛刷刷牙，动作要轻，避免戳碰刀口部位。

② 手术后术区肿胀、麻木、流涎都是正常现象，无需其他处理，1月后会逐渐恢复。

③ 1周后进半流食，4周后可进软食，3月内禁食过硬食物。

④ 用橡皮套固定上下牙弓夹板一般需固定3个月，应教会患者使用橡皮套，饭前取下，饭后套上。不要擅自停用橡皮套。

⑤ 3个月后复诊，如有异常及时复诊。

143. 假体隆颏术的适应证有哪些？手术操作要点有哪些？

答：（1）假体隆颏术的适应证 小颏和短颏者，虽咬牙合功能基本正常，无错牙合，但外观面部三庭比例不适当，与Ricketts美容平面不符。对于有严重的下颌后缩、前牙深覆盖、错牙合，少数呈鸟嘴状畸形的患者，隆颏术是相对适应证。

（2）手术操作要点

① 双侧颏孔阻滞麻醉，有时辅以切口处和预分离区的骨膜

表面浸润麻醉。

② 口内黏膜切口。在齿龈沟唇侧纵行或横行切开黏膜、肌肉组织，至下颌俏颏突骨膜下，然后用骨膜剥离并紧贴骨质分至颏部。按预先设计范围分出骨膜下腔隙，将雕修好的填充材料放入其间隙内并认真调整位置，观察是否合适对称，行肌层、黏膜二层缝合。用胶布皮肤外固定以防填充物移位。

③ 颏下皮肤切口：a.此切口在距颏缘1.0～1.5cm的颌下皮肤处，横行，长度一般为1.5～2.0cm；b.切开皮肤、皮下组织至骨膜下，沿骨质表面分离需填充区，造成一个椭圆形骨膜下间隙，其范围略大于填充材料；c.置入大小合适的填充物，可缝合固定填充物；d.皮下、皮肤间断缝合，术后轻加压固定包扎。

④ 医用聚丙烯酰胺水凝胶颏部填充技术：a.设计画线。b.填充技巧。从进针点沿骨膜浅层到达中线中点，注入水凝胶。针头在同一水平线上，边后退边注入。深层、浅层重叠注射。形成中间高两侧逐渐降低的自然过渡。c.注射完毕挤压针孔，排除孔内的残余凝胶。

144. 假体隆颏术的护理措施有哪些？

答：假体隆颏术的护理措施有：

（1）遵医嘱口服3天抗生素。

（2）手术当天可食温凉流食，24h改为半流食，逐渐改为普食，1周内避免辛辣、刺激、油炸的食物。

（3）术后一周饭前、饭后均用甲硝唑漱口一次，每天3次，保持口内清洁，无食物残渣。

（4）小心活动，避免假体移位，局部淤血、肿胀2周后消退。

（5）术后3天换药、七天拆线。

145. 下颌角肥大矫正术的适应证有哪些？

答：下颌角肥大矫正术通过切除下颌角过于突出的部分，恢复正常的下颌角形态，使脸形变为美丽的椭圆形或瓜子脸。适应证有：

（1）下颌角明显肥大、外翻，为明显的"方形脸"或"梯形脸"。

（2）单侧或双侧下颌角突出，两侧不对称。

（3）面部上下宽度比例不协调，两下颌角间距接近或大于两颧突间宽度。

146．下颌角肥大矫正术的手术入口有几种？分别有何优、缺点？

答：下颌角肥大矫正术的手术入口及优缺点：

（1）口外切口：是在下颌角处做一个3～5cm的切口切除下颌角。优点：手术是在直视下进行，比较安全；不需要复杂的设备、器械，可以同时将咀嚼肌部分切去。

（2）耳后切口：是在耳后做一个3～4cm切口切除下颌角。优点：切口相对隐蔽，操作相对简单。

（3）口内外联合切口：应用口腔内3～4cm切口和下颌下两个0.5～0.8cm大小切口，非常方便地去除肥大的下颌角，同时可以切除或磨削下颌骨外板和下颌缘，切除部分咬肌。优点：手术非常方便，许多初学者均采用该方法。下颌下的微切口经过一段时间恢复，痕迹将不明显。

（4）下颌下微切口：就是应用口内外联合切口插入电锯的0.5～0.8cm微小切口完成所有的手术过程，切口在下颌的下面，3～6个月后该切口将不明显。优点：该方法口内没有切口，因此手术创伤小、术后恢复快。

（5）完全口内切口：是目前最好的手术方法。是应用口腔内3～4cm切口弧形截除肥大下颌角，同时可以切除或磨削下颌骨外板和下颌缘，可以切除部分咬肌。优点：因为整个手术只有口内切口，体表不会遗留任何手术疤痕，手术创伤相对于口内外联合切口要小得多，恢复也明显加快。

147. 下颌角肥大矫正术后的并发症有哪些？如何护理？

答：（1）下颌角肥大矫正术后的并发症　局部肿胀、损伤面神经下颌缘支、血肿、感染、双侧不对称等。

（2）护理措施

① 严密观察患者神志，生命体征，尤其是呼吸，保持呼吸道通畅，如有痰鸣音，要及时正确判断原因，及时给予吸痰或吸出口腔内血块。

② 手术后3～5天进流质饮食、5～7天进半流质食物。用柔软、温热的食物，避免食用较热的食物或有刺激的食物，7～10日后可以像平常一样用餐。

③ 创口愈合前，在饭后和睡觉前，用专用漱口液（生理盐水等）清洁口腔。

④ 一个月之内避免张大嘴或大声唱歌等行为，避免频繁咀嚼运动或过度按摩手术部位。尽可能要避免长时间地低头工作或讲话过多。3个月内避免咬硬物。

⑤ 佩戴合适塑形弹力面罩（1周内24h佩戴、1～3月晚上佩戴，白天可不佩戴）。

148. 下颌吸脂术的操作方法是什么？

答：下颌吸脂术在局麻下进行，在颏下正中开一个2～3mm的皮肤切口，然后在皮下脂肪层注入膨胀液（包含止痛药、止血药等），之后将脂肪吸出，下颌吸脂术可将下颏部至甲状软骨以上的上颈部之间，以及两侧下颌缘下的皮下脂肪一起吸出，恢复下颏与颈部之间，下颌缘与颈部之间自然的角度。下颌吸脂术后要留置创腔引流管引流残腔液，局部进行加压包扎，术后头2天需换药。3～4天后更换成下颌颈弹力带进行局部压迫塑形。术后6～7天拆线，局部加压塑形1～2月。

149．颊脂肪垫去除的方法？术中注意事项有哪些？

答：（1）颊脂肪垫去除的方法

① 选择腮腺导管开口下约1cm处切开颊黏膜，切口长约0.5cm，钝性分离颊肌纤维，用连接吸引器直径为2mm的侧孔吸管，吸引颊脂肪垫包膜，用两把蚊式钳提起包膜并在其中间将包膜切开，接着将侧孔吸管插入包膜腔一边吸一边向外牵拉将脂肪团轻轻导出。此法创伤很小，几乎无出血。

② 局部浸润麻醉，在颊黏膜上颧支柱后方做一个水平长约2cm切口，深达黏膜下，用止血大弯钳从切口的黏膜上层钝性分开颊肌纤维，用钳子轻轻撑开颊脂肪垫包膜，轻压颊部，颊脂肪垫即可从切口挤出，用钳子夹住并提起做钝性分离后，将颊脂肪垫最大限度地向外牵拉，除后侧外，颊脂肪垫极易与周围组织分开，将弯止血钳夹住颊脂肪垫根部，将脂肪团剪除，用电凝凝固止血或结扎止血。缝合颊黏膜切口，面颊部加压包扎，术后6～7天拆线。

（2）颊脂肪垫去除术中的注意事项 一般一侧切除4～6g脂肪即可，两侧等量切除，如术前有明显的两侧充盈程度不同，可作不等量切除。术中切除应采取保守的态度，有时只需去除1～2g脂肪即能取得满意的手术效果，在明显饱满的病例，一侧切除4～5g也足以达到目的。循序渐进，不要将脱出切口的脂肪全部去除。颊脂肪类似于眶内脂肪，去除过多造成的颊部过于凹陷将难以纠正。术中用钝性分离的方法，在口角水平线上近1cm的咬肌前缘暴露颊脂肪垫。颊脂肪垫的切除可使颧部的轮廓突出，但是并不能代替颧部充填术。建议不要与颧部充填术同时进行，以免矫正过度，可先行颊脂肪垫切除术，以后可以再考虑是否需要做颧部充填术，不能损伤面神经和腮腺导管。

150．何谓颞颌关节强直症？有哪些临床表现？

答：（1）颞颌关节强直症 是指因器质性病变导致长期开

口困难或完全不能开口者。可分为关节内强直和关节外强直。
①关节内强直：是由于一侧或两侧关节内发生病变，最后造成
关节内的纤维性或骨性粘连，也有人称为真性关节强直。②关节
外强直：是病变位于关节外上下颌间皮肤、黏膜或深层肌肉组
织，形成颌间瘢痕挛缩，也有人称为假性关节强直。

（2）临床表现

① 关节内强直：开口困难；面下部发育障碍畸形；髁突活
动减弱或消失；X射线检查显示髁突、关节窝和关节间隙影像模
糊或消失。

② 关节外强直：开口困难；口腔或颌面部瘢痕挛缩或缺损
畸形；髁突活动减弱或消失；X射线检查显示髁突、关节窝和关
节间隙清晰可见。

151. 颞颌关节强直矫正手术的护理有哪些？

答：（1）术前护理

① 心理护理。患者有不同程度的面部畸形，易产生自卑心
理，同时又担心手术效果及遗留后遗症等而存在恐惧心理。加强
心理护理，护士应主动与患者沟通，消除紧张情绪，使其对手术
有正确的认识，以最佳的心理状态配合手术。

② 完善术前检查。术前摄像，肝功能，血常规，免疫常规，
凝血功能，血生化，尿常规，心电图等。

③ 术前沐浴，剪指甲，更衣，避免着凉，女性患者要避开
月经期进行手术。

④ 询问药物过敏史、既往史，有阳性体征者做特殊标记。

⑤ 患者长期张口受限，口腔卫生较差，术前口腔护理尤其
重要。术前3天给予漱口液漱口，每日3次，必要时行牙周洁治。

⑥ 术日摘除饰品、义齿、接触镜（隐形眼镜）等，贵重物
品交家属保管。

⑦ 灌肠。全身麻醉手术患者术前一日晚灌肠，嘱其灌肠当晚

适量饮食，避免太过油腻，灌肠后不再进食，术前6h不再饮水。

⑧ 精神紧张的患者，可遵医嘱口服镇静药，保证患者有良好的睡眠。

⑨ 术日晨洗脸后不要涂抹任何化妆品。术日晨测血压，测空腹体重。

（2）术后护理

① 术后6～8h禁食、禁水、去枕平卧，头偏向一侧，以防呕吐物进入呼吸道引起误吸。麻醉清醒后6h可以改为半卧位，以减轻头部水肿。

② 保持呼吸道通畅，床旁备吸引器，加强巡视，注意观察呼吸的节律、频率，及时吸除口腔和鼻腔内分泌物，以防误吸。术后患者有不同程度的咽喉部疼痛及痰多黏稠等症状，遵医嘱给予雾化吸入，改善症状。术后6h后可喝少量的水，不感到恶心，可以喝牛奶等流质饮食。

③ 术后应密切观察引流管是否通畅、引流液的量及颜色。及时更换，并做好记录，保持术区敷料清洁、干燥。

④ 口腔护理：术后遵医嘱每日给予口腔护理2次，并嘱患者在进食后用漱口液漱口，并让漱口液在口内停留2～3min后吐出，以保持口腔清洁，预防口腔感染。

⑤ 遵医嘱输入抗生素、止血药及维生素C等治疗，预防感染，促进伤口愈合。

⑥ 饮食护理：术后2周内给予高热量、高脂肪、高蛋白、高维生素的流质饮食。2周后进普食，进食后都要用漱口液漱口，保持口腔清洁，预防感染。

⑦ 开口训练：开口训练是预防颞颌关节强直复发的重要方法。

（3）出院指导 向患者家属做好不同时期开口锻炼方法指导，使患者认识到坚持开口锻炼对保证手术效果起决定性作用。出院后坚持开口训练6～12个月，做到循序渐进，持之以恒，才能保证达到理想的开口度并避免复发。出院后3～6个月来院复查。

152. 颞颌关节强直矫正术后开口训练的要点是什么

答：颞颌关节强直后，由于颌周肌群长期处于活动受限或不能活动状态，从而发生废用性萎缩甚至纤维化。颞颌关节强直术后功能恢复，重要的是肌肉功能训练，防止关节重新粘连强直复发。自体骨植入关节重建术后骨愈合方式为接触性骨愈合，骨痂在骨折后1～3周生成骨迅速。由于颌周肌群的长期废用性萎缩，早期被动张闭口训练十分重要，因此术后5～7天开始让患者逐渐进行张口训练，由小到大，为兼顾骨愈合过程，应由完全制动到动静结合，再过渡到积极的功能训练。过快的被动张口训练，会导致废用萎缩肌肉的损伤，根据临床观察及资料分析，规范张口训练的时间及进度，并采用自制螺旋开口器，既可避免开口训练对牙齿的损伤及患者不适感，又便于临床观察，效果满意。

有规律的被动开口练习：以拇指和食指分别低于患者上下前牙辅助开口，幅度以可以耐受为限，每日练习6～8次，每次15～20min，也可根据情况自备一些模具，锲入磨牙区，增大开口度，或应用鸭嘴式开口器进行较大强度的开口训练。开口度逐渐增大，时间逐渐延长，以达到预期的效果。

153. 面部外伤的处理原则是什么？

答：（1）术前准备　仔细检查伤情，排除颅脑损伤和颅骨骨折等严重合并损伤。确保生命体征平稳后，再行清创、美容整形修复技术治疗。

（2）术中处理

① 细致清创：彻底的仔细清创，常规备皮消毒，局部浸润麻醉后（0.5%～2%利多卡因+肾上腺素1∶10万单位），3%双氧水、生理盐水反复冲洗伤口，清除创口内的血凝块、泥沙或者

碎玻璃等异物。

②　伤口修整与修复设计：对创缘整齐，张力不太大的伤口，可直接选用8-0尼龙线缝合皮肤；对伤口宽，张力大的伤口，可在伤口两侧皮下潜行游离后，用5-0可吸收线皮下减张缝合，再用8-0尼龙线间断缝合皮肤。皮下肌层断裂者，逐层缝合肌层，防止形成凹陷性瘢痕。若有小面积皮肤缺损，可设计邻位旋转、滑行皮瓣等方式进行修复；皮肤缺损较大者，应灵活使用推进皮瓣、三角皮瓣、交错皮瓣、"W"或"M"形皮瓣、旋转皮瓣或远位皮瓣，进行修复。所有伤口均切除已失活的组织，将创缘适当修剪整齐，彻底止血，将损伤组织准确对位，分层缝合。

③　微创缝合：按照无菌、无创、无死腔残留、无张力的原则，逐层进行缝合，5-0丝线间断缝合肌层，6-0可吸收线缝合皮下组织，确保缝合平整，创缘对合严密，轻度外翻，再以8-0单丝尼龙线缝合皮肤，边距1.5～2.0mm，针距3.5～4.0mm，以轻轻拉拢对合即可。

④　减张包扎：伤口表面涂薄层红霉素眼膏，外覆纱布，用创可贴横向拉拢伤口两侧皮肤使伤口减张并固定，较大的伤口辅以绷带固定。

（3）术后处置　一般病例于手术后3～5天给予口服抗菌药物预防细菌感染，2天或3天进行常规换药处理。拆线时间视伤口情况而定，一般术后5天间断拆线，术后7天皮肤缝线全部拆除。

154. 何谓先天性斜颈？治疗原则是什么？

答：先天性斜颈系小儿常见的畸形。多在生后1～3周内发现，于胸锁乳突肌中下段触到质硬、无痛的梭形肿块。2～6个月肿块消失，部分患儿肌肉发生纤维性变和挛缩，使头颈歪斜与面部畸形更为明显，如不及时治疗，畸形会进一步发展，可导颈椎侧弯。

　　治疗原则：早期诊断和治疗至关重要。既能完全恢复颈部的正常功能和形态，又能避免继发性头、面及颈椎畸形的发生。原则上治疗应从新生儿期开始。早期手法矫正，效果满意。教会家长按摩、牵伸患侧胸锁乳突肌，头部固定及局部热敷，有条件者尚可理疗，以促进肿块吸收消散，防止肌肉变性挛缩。按摩应于胸锁乳突肌肿块及挛缩部位进行，宜在喂奶时间，以分散患儿注意力。牵伸胸锁乳突肌应一手托起下颌尽量转向患侧，另手扶握头枕，跟随向健侧倾斜，如此反复，每天达100～200次，即可逐渐伸展病变的胸锁乳突肌。按摩与被动牵伸肌肉可依次进行，但需有耐心和毅力，要循序渐进，持之以恒，动作轻柔、自然，切忌操之过急，操作粗暴，造成新的创伤。睡眠时亦需保持患儿头部在矫正位，两侧用小砂袋固定，也可佩戴与头围适应的斜颈矫形帽背甲固定头部。此外，哺乳固定卧于健侧，利用灯光、玩具等引导患儿头部向患侧方向转，促使自行姿势纠正。上述手法治疗一般应持续半年以上时间，矫正率可达74%～80%。

　　若手法矫正无效，或就诊时已逾半岁且胸锁乳突肌挛缩较显著者，应予手术治疗。根据患儿年龄，术前、术中对患侧肌肉的病理分型（肌肉型、纤维型及混合型）选择术式。在保证恢复颈部正常功能的前提下，尚应考虑维护颈部美学特征。胸锁乳突肌切断术应用已久，切断胸骨头、锁骨头的肌腱及深部挛缩的软组织，对1～4岁患儿效果极佳。畸形较轻者，仅作乳突端切断，使瘢痕隐蔽于耳后，以保持颈部完美无缺。对5岁以上或畸形较重的纤维型患儿，需同时松解切断上下两端的肌腱，或切除部分（2～3cm）下段肌肉，防止术后粘连复发。但术中需特别注意避免血管和副神经的损伤。近年为了保持颈部对称，有良好的外形，一些专家倡导用胸锁乳突肌延长术，效果满意。延长的方法有将切断的锁骨端和胸骨端肌腱重新缝合，或将锁骨端切断再行胸骨端肌腱"Z"形切开4～5cm，延长缝合保持该肌适当张力，头颈可旋转至矫正位为好。亦有提出两极起止点均切断同时作胸骨端延长术。术后4岁以下患儿不作特殊处理，5岁以上患儿可用预制颈部塑料围领或矫形石膏将颈部固定于过度矫正位，4～6周后坚持功能锻炼。

155. 先天性斜颈手术的护理措施有哪些?

答：先天性斜颈手术的护理措施有：

（1）了解患者及家属的心理状态、对手术的期望值，讲解治疗方案使患者及家属有充分的思想准备。

（2）术前禁食6～8h，禁饮4～6h，进行备皮、皮肤过敏试验等；协助完成各项检查，摄影留作术后对比。

（3）术后当天禁食，静脉补充足够的营养和水分，术后3日内进流质饮食，3日后可进半流质或软食，尽量减少咀嚼、吞、咽及说话等动作，以免敷料松动或伤口出血。进食过程中应注意防止食物污染敷料和伤口，可在下颚与伤口敷料之间垫塑料薄膜。

（4）术后1周内尽量卧床休息，尽量避免颈部活动。术后采取石膏托固定于正常位置，以限制颈部活动和矫正患者习惯性的斜颈位置，时间应持续3个月以上。

（5）由于麻醉作用，口咽部分分泌物较多。术后床旁应备负压抽吸装置，及时吸痰，清除呼吸道分泌物，保持其通畅；如术后呕吐，头偏向一边，防止呕吐物污染敷料或误吸入气道发生窒息，必要时可遵医嘱给予止呕药物。

（6）应经常检查伤口敷料是否松动、污染；石膏托对周围皮肤是否有压迫等。如伤口处渗血、渗液过多，敷料潮湿或患者主诉患处疼痛，应立即报告医生检查伤口，查明原因，及时处理。

（7）做好口腔护理，2次/天；卧床时间长的患者注意正常皮肤护理，2次/天；勤翻身，防止压疮发生。

（8）出院指导：指导患者做颈部活动练习，提醒和矫正以往的习惯性斜颈位置，颈部石膏托至少固定3个月。

第六节　面部除皱美容

156．面部皮肤的解剖组织结构特点有哪些?

答：面部皮肤的解剖组织结构特点如下。薄而柔嫩，平均厚度为0.5mm；血管密集，血供丰富；血管的运动神经极为丰富，反应灵敏；含有丰富的汗腺和皮脂腺，利于排出新陈代谢产物；是表情肌的支点，使面部形态出现多姿多彩的变化。

157．面颈部皮肤的皱纹线分哪几类?

答：面颈部皮肤的皱纹线分类：

（1）体位性皱纹线　出现在关节附近，人出生时即已存在，属于正常生理现象，而非皮肤老化现象。

（2）动力性皱纹线　为面部表情肌收缩牵拉皮肤的结果，亦可以为老化的象征。对于个别人来说，只是出现的时间早晚和轻重程度不同，与体质、情绪、工作环境和职业性质等有关。

（3）重力性皱纹线　出现的时间较晚，多在40岁以后。其机制是因骨骼的萎缩、肌肉的松弛和皮肤的弹性减弱，加之皮下脂肪逐渐减少，在重力作用下皮肤松弛下垂所致。正常情况下，为老化的象征之一。

158．除皱手术的适应证、禁忌证分别有哪些?

答：（1）除皱手术的适应证

① 面部的老化状况：明显的前额横纹、鱼尾纹、耳屏前纹以及颊、颌下松弛者，手术效果确切可靠；重力性皱纹的术后效果较持久；动力性皱纹额纹、鱼尾纹近期效果良好。目前的除皱技术对于鼻唇沟的治疗仍不理想，对上下唇的皱纹仅是略有改善。

② 年龄为40～60岁，手术不能阻止老化的发展，但能治

疗和预防老化的象征。

（2）除皱手术的禁忌证

① 全身状况：如有重要脏器如心、脑、肝、肾等病变，瘢痕体质，有皮肤和血液系统疾病，高血压病、糖尿病未经内科治疗得到有效控制的。

② 心理状况：术前需了解求术者的要求、动机，排除存在异常心理状态者：a.期望值过高，要求脱离实际者；b.作为解决爱情、婚姻或者事业中存在的问题者；c.顺应周围人的要求者，等等。对于正处在人生重要转折点的求术者，应劝其度过这段时期后再来手术。接诊时应讲清除皱的主要步骤方法和预期效果，也应告知手术技术的局限性和手术并发症，这样可以避免一部分适应证的选择错误，使求术者有了必要的思想、心理准备。

159. 除皱术术式的选择有几种？

答：除皱术术式有：

（1）额部除皱术：采用冠状切口或额发迹下切口，治疗前额皱纹、鼻根皱纹及眉和上睑的皮肤松弛，以及面部上1/3除皱术。

（2）额颞部除皱术：额颞部除皱术也称上1/2面部除皱术。将上述切口下延至颞区，既可治疗上述皱纹改变，又可矫治面中1/3部的皮肤松弛。

（3）颞部除皱术：作颞发迹或发迹内切口，并适当下延至耳前，用以矫治面上、中1/3的皮肤松弛效果确切。如果手术处理得当，还可提高外眦和眉梢水平。

（4）面颈部除皱术：可将颞区切口延伸至耳前和耳后。该术式适用于面部广泛的皱纹改变，包括面上部及眼周皮肤松弛、颧颞部松弛、鼻唇沟明显、颌颈部松垂和皱纹。

（5）全面颈部除皱术：将前述各式结合应用一次完成及全面颈部除皱术，以治疗面颈部整体皮肤及皮下软组织松垂。该术式的优点是避免局部除皱术后术区与非术区的不协调外观。但因切口长，分离区广泛且不在同一平面上，操作步骤较多，加之出血较多等致手术时间延长，使手术者负担增加，故宜择情而定。

（6）中面部除皱术：中面部除皱术即眶下区除皱术。作下睑缘切口，分离眶下区骨膜及软组织，能够补充颞部除皱术对眶下区的提紧不足。

（7）复合除皱术：手术技术要点是形成包括眼轮匝肌、颊脂肪、颈阔肌在内的复合肌皮瓣，提紧并重新固定。而复合的另一个含义是将额部除皱术、上下睑成形术、额部成形术等与面部除皱术结合应用，一次完成。

（8）骨膜下除皱术：骨膜下除皱术即通过冠状切口入路，在前额、眉区、眶周、颧弓上下、上颌骨等骨膜下分离，然后将分离的软组织全部提紧固定，以矫治全层软组织松垂，恢复软组织与颅、面骨的正常解剖关系。骨膜下分离区以外的部位仍采取皮下或SMAS下分离并提紧。

（9）除皱术的辅助手术：根据不同需要，可在除皱术中加用其他辅助技术，如吸脂、皮肤磨削、假体填充以及皮肤扩张术等。其目的是完善或增强除皱术效果。

160. 额部除皱术的主要并发症有哪些？如何预防与处理？

答： 额部除皱术的主要并发症及其预防与处理：

（1）血肿　是除皱术最常见并发症，多于术后10～12h内出现。临床表现为疼痛加剧，患者面部饱满，眼睑、口唇肿胀，颊黏膜瘀斑。处理：立即打开包扎，见有皮肤张力明显增高，感觉减退或麻木，即有血肿可能。如检查证明有波动感，则可证实。一旦确诊，应立即拆开数针缝线引流，或者穿刺抽吸，然后加压包扎。

（2）神经损伤

① 面神经损伤　a.暂时性麻痹　由于术中局麻药对某一神

经支的异常阻滞作用造成，可于数小时后完全恢复；b.神经力弱　因表情肌附件的少数小分支离断所造成，一般只有主观感觉而无客观表现，常在临床中遗漏；c.永久性面瘫　由某神经支（干）离断造成，如确认手术中有神经支离断，应即行神经吻合术；术后如有发现面瘫，一经确认并辨明损伤部位后，则尽早行探查神经修复术，此为该严重并发症的最有效措施。

②感觉神经损伤　额部除皱术时，掀起冠状瓣至眶上缘1cm时，改行骨膜下剥离，容易见到眶上孔及穿出的眶上血管神经束。耳大神经损伤后，耳郭后面下部皮肤有明显的麻木。除皱术中分离此区SMAS瓣时，往往见到耳大神经，宜在神经表面保留薄层组织。重建颈阔肌-耳韧带时，应避免缝扎耳大神经。如有耳大神经损伤，术中即时吻合。

（3）皮肤坏死　原因如下：①血肿未得到及时处理而导致感染、皮肤坏死，故应积极预防和及时处理发生的血肿；②皮瓣分离过薄损伤血供，不仅引起皮肤坏死外，还易产生真皮粘连的畸形改变，所以术中分离应掌握皮肤瓣分离的正确均匀厚度，根据要求和不同位置，宜带适量皮下脂肪；③吸烟者皮肤坏死率高于不吸烟者，多达12倍。另外，张力过大亦可遗留色素异常。

（4）秃发　除皱术后并发明显秃发的发生率约为1%～3%。头皮瓣分离时不宜使用电刀；应掌握正确的平面，保留一定量的皮下脂肪；透过缝合帽状腱膜减张；缝合头皮时边距仅涉及两排毛发，针距以6～7mm为宜。

（5）色素沉着　色素沉着发生在血肿、瘀斑部位，因含铁血黄素沉淀造成。多数情况需6～8个月消退，个别病例可持续更长的时间。防止血肿形成能有效减少色素沉着的发生。

（6）明显的疼痛　术后有明显的术区疼痛甚至是剧痛，提示有血肿可能。耳郭和额区的火辣样疼痛，提示有包扎压迫过紧的可能，应及时检查做出相应处理。

161. 额部除皱术的护理措施有哪些?

答：额部除皱术的护理措施有

（1）术前护理

① 常规护理，术前检查，着重注意患者的凝血功能是否正常，是否有瘢痕体质，排除严重器质性病变者，女性须避开月经期。

② 给予患者正确的心理暗示：充分了解患者的精神状况、心理状态，了解其手术动机，针对具体情况做好术前解释工作。

③ 嘱患者术前一日淋浴，剪指甲，术区备皮。术前一日对术区皮肤须着重清洗。

④ 术前照相：术前应拍摄4个标准位照片。这不但是资料的收集，也是手术前后对比或发生纠纷时有力的依据。

（2）术后护理

① 待患者清醒后取半坐卧位，以减轻头面部水肿。

② 术后24～48h拔出引流条和外辅料。术后48h内嘱患者必须卧床休息，保持安静，并进流质饮食，但忌做吮吸动作。术后48h内特别容易形成血肿，如有血肿形成，应立即通过切口穿刺抽除积液或挤压引流。

③ 常规应用抗生素预防感染，辅以止血、止痛治疗。

④ 手术视情况5天可拆耳前缝线，8～12天拆除其他部位缝线。

（3）出院指导

① 拆线后三天缝线部位仍不要沾水，如有不适，可协助患者药物洗头（1%～2%碘伏），流水洗净，擦干头发，碘伏消毒术区。拆线后指导患者局部涂抹预防瘢痕增生的药物及用弹力敷料3～6个月抵制瘢痕增生。

② 嘱患者切勿强行揭掉痂皮，局部可用抗生素软膏助痂皮软化，促进其自然脱落，避免伤口感染、裂开。术后3～6月避免烫发染发，按摩、热敷术区皮肤及电吹风直接吹风，以防因面部皮肤感觉迟钝或麻木引起过敏、烫伤。

③ 引导患者保持心情愉快，保证充足睡眠，合理饮食，以延缓皮肤衰老。

162. 颞部除皱术切口的选择有几种?

答：颞部除皱术切口的选择有：

（1）发迹切口　适于前额高者（7cm以上）。切口设计：沿额发际或发际内 1～2mm 弯向下后。术后眉梢与鬓角之间距离明显变小，而且该切口较显露，术前须向患者讲明。

（2）发际内切口　适于各类患者，而鬓角与眉间距较小者只能选此切口。切口设计：沿颞发际内 4～7cm 的凸向后的弧形切口。该切口隐蔽，但术后鬓角缩窄或消失，分离范围增大。

163. 骨膜下除皱的特点有哪些? 手术要点有哪些?

答：骨膜下除皱的特点：创伤小，恢复快；无脱发、切口瘢痕过宽等现象；效果维持时间长；"骨膜下除皱术"属难度较大的第三代除皱手术。

手术要点：

① 标定皱纹及要上提的区域。

② 发际内小切口，在发际后7cm处，双耳轮之间作冠状切开，骨膜下安全平面分离。

③ 可适当切除部分肌肉，在额部，可切除三小条额肌，去除双眉间皱眉肌、鼻背处降眉肌、在外眼角处悬吊眼轮匝肌，最后将皮肤、筋膜向上、后方向提紧、悬吊，切除部分皮肤。

④ 微创缝合小切口。

164. 何谓内镜除皱术? 适应证有哪些? 如何选择切口?

答：全称为"内窥镜辅助额部骨膜下除皱术"，属于微创技术，是指在内窥镜的指引下，通过位于头皮内的微创小点、且为纵向，导入内窥镜，在显像屏幕监测下进行操作，医生可根据内窥镜传出的清晰的图像，进行准确的分离、切开、止血、缝合等各项手术操作；以特制的工具做深面的准确分离和肌肉的切断或切除，视野清晰、操作准确，可避免伤及知名神经及血管。术中切口小（长约1cm）、损伤小、瘢痕少、术后水肿轻、消肿快、恢复快。

适应证：主要适用于青、中年人，仅有轻度的面额皮肤松弛，无明显的皮肤过多及面部肌肉有松弛而无过剩者。颌下、颏下有脂肪堆积者不必受限制。

切口选择：①额正中切口、旁正中切口及颞部斜切口，均同额部除皱术；②上齿龈沟切口，与唇裂修补术相同。该切口可用于部分病例的骨膜下剥离；③必要时可作下睑类似睑带切口；④耳上方切口。

165. 何谓面部小切口悬吊除皱术？手术分哪几个步骤？

答：面部小切口悬吊除皱术是通过头皮内的微小切口，以特制的除皱器械做深面的准确分离，提升皮肤、肌肉和骨膜，从而达到除皱效果。

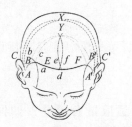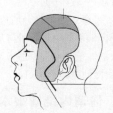

图5-2　小切口悬吊除皱术示意

手术设计（如图5-2）。颞部提升点定位：耳轮前脚与外眦的连线有一小段穿过鬓角发际，取该小段线的中点定为颞部提升点

A，在 A 点的垂线上、A 点上方定 B 点，AB 线的外侧定 C 点，使 $AB = AC = 2$cm，$< ABC = 60°$。额颞部提升点定位：取颞线与发际的交点为 a，颞线的延长线上取 b 点，在 ab 线的上方定 c 点，$ab = ac = 2$cm，$< bac = 60°$，双侧对称设定。额顶部定点：取额顶正中线与发际交点为 d，发际内于中线的两侧取 e、f 点，使 $de = df = 2$cm，$< edf = 60°$。左右 2 个小切口（E、F）在额部发际与瞳孔垂线交叉点上，藏于发际内 2 ~ 3cm 切口为纵向或横向，长约 1 ~ 2cm。标出颞线、眶外缘线、颧弓上缘线作为颞部分离的范围；面颊部分离的区域为外眦垂线、口角水平线、A 点垂线所构成的范围。枕部两个悬吊线打结点定于颅骨最高点至枕后隆突连线上距枕后隆突 7cm 处和 10cm 处，可根据个体头颅差异适当调整，在打结点处做 2 个纵行深达骨膜的小切口长约 1cm，小切口间距 2cm，最后将额纹、眉间皱纹和鱼尾纹标记出来。

步骤：①圆针带线由 A 点进针至皮下，由 B 点出针，换用导引针穿刺点的线尾沿环线向对侧埋置，直到 B' 点穿出，换用圆针穿线由 B' 点进至皮下由 A' 点出针，再由 A' 点进至皮下 C' 点出针；换用导引针将线尾由 C 点进针沿环线向对侧埋置，直到 B 点出针；圆针穿线的另一头由 A 点进针 C 点出针，换导引针穿线由 C 点进针沿环线向对侧埋置直到 X 点出针，两线相汇合。额颞部与顶部穿线步骤与颞部相同。额颞部与额顶部提升点的线尾同在枕部上的打结点 Y 点穿出，每悬吊线离开悬吊点后必须先埋置在头部皮下约 5 ~ 8cm 后，再穿入到帽状腱膜层紧贴颅骨骨膜，再次进针时，导引针退回原进针处 1cm 后再折回紧贴膜膜继续走行。

② 分离：切开额部约 1cm，剥离帽状腱膜下和骨膜浅层（额肌下），距眶上缘上方 2 ~ 3cm，中间达鼻根部，左右分别进行，使整个额部腔隙相通，经切口向头顶部及枕部作帽状腱膜层下骨膜浅层疏松间隙作广泛剥离。额部、顶部分离后换微创剥离器在额肌下由内向外自颞上缘处过渡到颞部的皮下层分离整个颞区。完成颞部分离再向下方离断颧弓韧带，越过颧弓向下将颊部

区域的皮肤与深部组织分离开，剥离器保持在同一平面，曲面向上从外侧向内侧进行剥离，越过面神经安全线时勿向深处剥离以免损伤面神经，在颞颊区分离保持在皮下层（或SMAS浅层），使额部、顶部、颞部和颊部分离的皮肤连成一个松动的整体。

③ 处理皱眉肌、额肌：从小切口插入弯形解剖剪，剪断部分皱眉肌松解额肌。

④ 提紧皮肤：受术者坐起，助手将松解的皮肤由颊部向悬吊的方向推挤，分别将3条悬吊线拉紧连续打6个结，先打颞部悬吊结，最后在额顶部打结悬吊。

⑤ 缝合切口：缝合枕部打结点伤口，额部小切口不作缝合。

⑥ 加压包扎：面部分离的部位用纱布平整均匀的加压包扎3～5天，包扎所形成的压力方向应由额部、颞部推向枕部，使额部、颞部皮肤绷紧、皱纹舒展。

166. 面部小切口悬吊除皱术的并发症有哪些？如何预防与处理？

答：面部小切口悬吊除皱术的并发症及其预防与处理：

（1）血肿：全部病例术后未出现血肿。术中面颊部皮肤分离后应及时压迫止血，术后加压包扎切实可靠。

（2）神经损伤：患者可在术后短期出现头皮麻木，考虑为术中损伤了感觉神经末梢或是由于悬吊的力量使神经末梢受到压迫。全部患者均在术后3个月恢复正常，头皮麻木的症状消失。未发生面神经主干损伤的病例。

（3）疼痛：患者术后可出现顽固性疼痛（疼痛持续2个月以上）。

① 可出现针眼处或术区局部刺痛，是由于发丝被带入组织里，头发扭曲生长造成疼痛，再次检查伤口将扭曲生长的头发取出后症状很快消失。

② 患者可出现头枕部肿胀且疼痛持续时间较长，原因为术中

悬吊线的埋置路径不够准确，使局部形成切迹造成头皮受力不均。

③ 埋线过浅，线下夹带的帽状腱膜组织受压发生肿胀引起疼痛，可不做处理。

④ 术后6个月时可因后枕部结扎而形成小溃疡面，可将悬吊线抽出，此时经提拉的面部组织已与深部形成粘连，即使取出埋线，也不影响悬吊效果，压力解除，疼痛得到缓解。

（4）局部秃发：多发生在颞部、额颞部悬吊点部位产生，与术中悬吊点的埋线过浅、缝针损伤毛囊有关，当悬吊线拉紧后局部产生压力造成毛囊血运障碍引起秃发。其中双侧额颞部悬吊点部位均秃发、双侧颞部悬吊点部位秃发、颞部单侧秃发均有一定发生概率。范围在2.0cm×1.5cm左右，可被头发遮盖。术后悬吊点压力逐渐解除后有一定概率重新长出头发，亦可能术后不能重新长出头发，可在术后数月后行局部秃发瘢痕切除。因此，悬吊点埋线应在真皮层以下，避开毛囊，并改用圆针行埋线法缝合，可减少秃发的发生，该术式容易被患者接受。

第七节　胸部整形与美容

167. 正常乳房的位置包括哪些?

答：乳房在锁骨中线上位于3～6肋之间，或是2～6肋之间，内起胸骨旁，外达腋前线。

168. 乳房的神经支配有哪几支?

答：第3～6肋间神经的外侧支，为乳房的支配神经。乳房中部及乳头、乳晕的神经支配，来自T_3、T_4、T_5、肋间神经的前内侧支及前外侧支。乳房的内侧及下方，由第2～6肋间神经所支配。

169. 乳房的血供有哪些?

答：乳房的血液供应主要来自胸廓内动脉的肋间穿支，胸外侧动脉、胸肩峰动脉、肋间动脉的外侧穿支，以及肩胛下动脉分支等。乳房内侧及中央部分的血液供应主要来自胸廓内动脉的肋间穿支。该动脉的第1～4肋间穿支在胸骨旁过肋间隙，于胸骨外缘穿出胸大肌附着点，进入乳房的内侧缘，提供乳房50%以上的血液供应。胸外侧动脉是来自腋动脉的分支，该动脉的乳房分支与肋间动脉的外侧穿支提供乳房外侧的乳房血液供应。胸肩峰动脉的胸肌支，在胸大、小肌间下降，穿过胸大肌筋膜到乳腺的分支，成为乳房来自后表面的血液供应。乳房的静脉往往与动脉伴行。乳头以及乳晕的血供分别来自胸廓及胸外侧动脉。内侧及上方，来自胸廓内动脉；外侧及下方，来自胸外侧动脉及肋间动脉外侧穿支。

170. 乳房的淋巴输出有哪几个途径？

答：乳房的淋巴输出有四个途径：

（1）约75%淋巴沿胸大肌外缘流向腋淋巴结，继而达锁骨下淋巴结，这是最主要的途径。

（2）约25%淋巴（多来自乳房中央区和内侧）沿肋间隙流向胸骨旁淋巴结，继而直接经胸前导管或右淋巴结导管进入静脉。

（3）乳房还有深部淋巴网沿着腹直肌鞘和肝镰状韧带通向横膈和肝。

（4）乳房皮肤淋巴网与胸壁、颈部、腹壁的皮肤淋巴网广泛联系。

171. 影响乳房发育的主要激素及其作用有哪些？

答：（1）对乳腺发生直接作用的激素

① 雌激素：雌激素中生理活性最强的是雌二醇（E2）。雌激素可促进乳腺导管的上皮增生，乳管及小叶周围结缔组织发育，使乳管延长并分枝。雌激素对乳腺小叶的形成及乳腺成熟，不能单独发挥作用，必须有完整的垂体功能系统的控制。雌激素可刺

激垂体前叶合成与释放。

② 催乳素，从而促进乳腺的发育；而大剂量的雌激素又可竞争催乳素受体，从而抑制催乳素的泌乳作用。在妊娠期，雌激素在其他激素如黄体素等的协同作用下，还可促进腺泡的发育及乳汁的生成。外源性的雌激素可使去卵巢动物的乳腺组织增生，其细胞增殖指数明显高于正常乳腺组织。雌激素还可使乳腺血管扩张、通透性增加。

③ 孕激素：又称黄体素，主要由卵巢黄体分泌，妊娠期由胎盘分泌。孕激素中最具生理活性的是孕酮，其主要作用为促进乳腺小叶及腺泡的发育，在雌激素刺激乳腺导管发育的基础上，使乳腺得到充分发育。大剂量的孕激素抑制催乳素的泌乳作用。孕激素对乳腺发育的影响，不仅要有雌激素的协同作用，而且也必须有完整的垂体功能系统。

④ 催乳素：由垂体前叶嗜酸细胞分泌的一种蛋白质激素。其主要作用为促进乳腺发育生长，发动和维持泌乳。催乳素与乳腺上皮细胞的PRL受体结合，产生一系列反应，包括刺激α-乳白蛋白的合成、尿嘧啶核苷酸转换、乳腺细胞Na^+的转换及脂肪酸的合成，刺激乳腺腺泡发育和促进乳汁的生成与分泌。在青春发育期，催乳素在雌激素、孕激素及其他激素的共同作用下，能促使乳腺发育；在妊娠期可使乳腺得到充分发育，使乳腺小叶终末导管发展成为小腺泡，为哺乳作好准备。

（2）对乳腺起间接作用的激素

① 卵泡刺激素：由垂体前叶分泌。主要作用为刺激卵巢分泌雌激素，从而对乳腺的发育及生理功能的调节起间接作用。

② 促黄体生成素：由垂体前叶分泌。主要作用为刺激产生黄体素，从而对乳腺的发育及生理功能的调节起间接作用。

③ 催产素：由垂体后叶分泌。在哺乳期有促进乳汁排出的作用。

④ 雄激素：在女性由肾上腺皮质分泌而来。小量时可促进

乳腺的发育；而大量时则可起抑制作用。

　　⑤ 其他激素：如生长激素、肾上腺皮质激素、甲状腺素及胰岛素等，这些激素对乳腺的发育及各种功能活动起间接作用。

172. 乳房的年龄差异是什么？

　　答：青春期前后，首先表现为乳头乳晕隆起，以后乳房轻微隆突，底盘扩大。随着乳腺组织发育，腋前襞增宽，乳房体进一步膨隆，乳房表现为乳房体和乳晕两个弧度。至发育成熟，乳房的弧度逐渐变浅，与乳房体的弧度一致，乳腺进一步发育膨隆成为半球形，体现出成熟女性的形态美。哺乳完成后，乳腺组织逐渐萎缩、下垂，或因乳房内脂肪组织增生而肥大、下垂。

173. 乳房局部的形态学指标包括以下哪几个？

　　答：女性乳房的形态、大小因人而异，并随着年龄和妊娠等生理情况而变化，所以确定标准的乳房形态是困难的。以下三个形态学指标可供参考。

　　（1）乳房的基底横径：乳房内、外侧界限之间的直线距离。此距离表明乳房在青春期的最大发育。大的乳房基底能承受较大体积的乳房而不下垂。中国女性乳房的基底横径为12～16cm。

　　（2）乳房高度：指乳房向前凸起的程度。乳房高度为乳房基底横径的1/2左右。

174. 假体隆胸的适应证及禁忌证分别是什么？

　　答：假体隆胸的适应证：小乳症及单纯为美容目的要求做隆胸手术者；乳房不对称；单侧乳房发育不全；轻度乳房下垂，乳房缺损。

　　假体隆胸的禁忌证：乳房有炎症、肿瘤；受术者心理不正常；精神病患者；其他同常规手术禁忌证。

175. 乳房假体的类型有哪几种？"毛面"与"光面"假体的区别是什么？

答：在临床上常用的有：光面硅凝胶假体、外阀形毛面双层假体、毛面硅凝胶假体、光面盐水充注假体及毛面盐水充注假体。

乳房假体有光面和毛面之分，即：毛面乳房假体和光面乳房假体。毛面假体在表面有组纹，摸起来有种毛玻璃的粗糙感，特点是可允许一些组织黏附在其表面，这样可以大大降低包膜缩小的可能性。而光面假体的表面较光滑，摸起来很干净滑手，由于太过光滑，组织不能黏附于表面，因而产生包膜缩小的可能性相对大一些。

176. 假体隆胸的术前设计需要测量的数据有哪几项？

答：假体隆胸的术前设计需要测量的数据有：乳房基底宽度（简称BW）、乳房组织厚度（简称BT）、乳头至乳房下皱襞距离（简称N-IMF）、乳房间距（简称IMD）、胸骨切迹至乳头间距离（简称SN-N）、乳头间距（简称N-N）。

177. 假体隆胸术的切口有几种？如何选择？

答：假体隆胸术的切口及其选择：

（1）腋窝下皱襞切口 切口位于皮肤、皮下组织后及显露胸大肌外侧缘，解剖位置浅，不易损伤重要血管、神经瘢痕明显，穿泳装或带乳罩不能掩盖，植入假体因腋窝切口或制乳囊腔制造不良，假体位置容易向上方移位。如切口位置低下，易损伤第4肋间神经分支，造成乳头、乳晕感觉减退。这一切口是在腋窝区域，手术后的疤痕能掩藏在腋窝下。

（2）乳晕下切口 该切口小，乳晕皮肤为褐色，有结节状乳晕皮脂腺掩饰，瘢痕不明显。以乳头为中心，切口在胸大肌下间隙可用手指分离，对胸大肌的附着处分离较充分，止血较彻底。

术后隆胸假体位置自然、逼真。为防止损伤乳腺管，或防止术后会影响乳头的感觉与勃起，乳晕切口后，沿乳腺表面分离到乳房下皱襞，可防止乳腺管及乳头平滑肌神经支配的损伤。这一切口是沿着乳晕边上，手术后的疤痕几乎看不见。

（3）乳房下皱襞切口　该切口较隐蔽，与皮肤纹理基本一致，切口瘢痕不明显，不损伤乳腺组织及重要神经血管；切口处胸大肌组织较薄、显露好，进入胸大肌下容易，较易分离胸大肌部分附着区，止血彻底；假体植入方便，假体植入后，不易向上移位，此切口也使用于乳腺下埋植假体。但该部位是受力最大处、引流最底位、各层组织最薄处，如并发血肿、感染，可致假体外露、切口裂开等。

178．假体隆胸术的早期并发症有哪些？如何预防与处理？

答：假体隆胸术的早期并发症及其预防与处理：

（1）出血及血肿　避免在月经期手术、术前作血细胞以及出、凝血时间检测、术前应用维生素K10mg/日。

（2）形态不良　乳房假体选择不当，腔隙剥离不充分都将导致乳房形态不良。预防措施是术前做好隆乳囊腔的设计，选择合适的假体并充分剥离才能预防此类并发症。

（3）乳房下垂　隆乳囊腔剥离过大，超过乳房下皱襞所致。此类并发症多半发生在假体置于乳腺下或发生在乳房皮肤松弛及假体过大的受术者。

（4）上臂疼痛　肋间神经压迫所致。虽少见，但较难处理，可采用理疗、神经封闭等方法治疗。

（5）感染　十分少见，严重者造成胸肌间隙广泛感染，只有通过取出假体、清创引流才能解决。

（6）气胸或脓胸　十分少见的并发症，因手术在分离胸肌时进入胸腔，可造成气胸、血胸或者脓胸等并发症。预防方法是分离胸肌时，应在直视下进行，并在肋骨表面分离，不要在肋间分离胸肌，以免进入胸腔。

179. 假体隆胸术的迟发并发症有哪些？如何预防与处理？

答：假体隆胸术的迟发并发症及其预防与处理：

（1）纤维囊形成　防止术中过多损伤、防止出血和血肿、防止异物进入隆乳囊腔、防止术后乳房损伤等是防止以及减少包囊形成的有效手段。一旦纤维囊形成，必须进行手术治疗。

（2）假体外露　较为少见，较多发生在乳房下皱襞的受术者，一旦发生宜取出假体。

（3）假体肉芽肿　较为少见，更换假体后情况可改善。

180. 假体隆胸术的护理措施有哪些？

答：假体隆胸术的护理措施：

（1）术前护理

① 隆胸手术都为择期手术者，需详细告知患者手术前的准备内容：抽血项目、备皮、皮试、术前医学摄影、禁食时间等，讲解各项准备的目的、必要性，配合事项，需行其他有创护理操作的应签署知情同意书。

② 心理护理：要尊重受术者的隐私权，采取单独谈话，了解受术者隆胸的目的，仔细听取受术者的陈述，认真分析其心理顾虑或恐惧的原因。对期望值过高者，要纠正受术者不切实际的幻想。如果不能纠正，需告知医生切不可勉强手术。

③ 准备隆胸假体，根据患者的体型、大小及主观要求与经济条件，协助医生为患者选择合适的假体。

④ 特殊器械：隆胸需要专用的乳房剥离器、小号鹅颈状拉钩，术前1天予高压蒸汽灭菌备用。

⑤ 手术日早晨根据医嘱用药、配手腕标识，再次核对术前

准备完成情况，送患者入手术室，与手术护士交班。

（2）术后护理

① 全麻或高位硬膜外麻醉后未清醒患者应注意采取去枕平卧，防止呕吐物误吸入气管或吸入性肺炎等并发症。术后6h禁食。气管插管全麻受术者后咽喉部会有不适感，有痰时要鼓励患者自行咳出。

② 清醒后，患者采取半卧位或平卧位，减少术区张力，利于引流及假体固定。

③ 保持胸部加压固定良好，不要随便移动敷料。

④ 术后禁止上肢上举及用力，限制胸部及上臂活动10～14天，避免假体移位。如发现假体移位或两侧不对称，用手法调整后再用敷料加压包扎固定。

⑤ 引流管的护理：应保持负压引流不折叠、不牵拉，避免脱出。及时倾倒引流液，保持良好的负压状态。严密观察引流管内的血量，观察患者的局部是否有肿胀及皮肤瘀血青紫等，每次更换引流管时要严格无菌操作，并妥善固定好。如发现异常及时报告医生，引流管一般于手术后24～48h拔除。

⑥ 预防感染：按医嘱使用抗生素，注意观察伤口有无红肿、波动感，一旦发生感染，应开放创口，取出假体，充分引流，3～6个月后再进行隆胸术。

⑦ 胸罩及胸带的应用：隆胸术后48h去除乳房周围弹性绷带，更换敷料，改用弹性胸罩继续固定2～3周。可起到支持乳房、减轻疼痛、防止乳房下垂及对乳房塑形的作用。

⑧ 乳房按摩：术后7天开始进行乳房按摩。正确手法为上下左右轻推乳房，每天2次，每次20～30min，坚持6个月以防纤维挛缩变硬。

⑨ 生活护理。手术后帮助患者进食、更衣、如厕。患者卧床期间，应将所需生活用品置于其方便取用处。注意多食高营养、高蛋白、易消化饮食，禁止辛辣食物及烟酒。

⑩ 了解患者及家属心理状态，及时告知康复进展情况，讲解各项治疗、护理操作的必要性和安全性，解释各种症状和不适的原因、持续时间等，耐心解答疑问。对患者提出问题不能解答时应与医生沟通，并向患者做好反馈。

（3）出院康复指导

① 出院后告知患者术后5～7天返院拆线。3周后恢复正常活动，1个月内禁止做剧烈运动，尤其是两臂上举或持重物或扩胸等活动，术后如遇感染、排异反应、包膜挛缩等并发症要及时复诊，并予术后1月、6月、一年定期复诊。出院初期避免出入人群密集的场所，减少意外事件发生。

② 手术后首月应依医生的指示穿着合身柔软胸围或定位胸带，或不穿胸围、胸带让胸部组织自然成形。初期会感觉乳房肿胀不柔软，待3～6月后，乳房质感形状便会比较自然。

③ 手术后2～3个星期内应避免性行为，以免大力揉捏乳房。

④ 手术后半年内不能穿着有铁线的胸围，以防令胸部变形及引致包膜挛缩（包膜纤维硬化）的发生。

⑤ 如准备怀孕，最好在手术6个月后，待乳房形状稳定下来才开始。隆胸手术一般亦不会影响哺乳的能力。

⑥ 乳部按摩可将假体周围的包膜纤维组织拉松，有效地减少包膜挛缩的发生，所以应该持之以恒。按摩在手术后一星期开始进行，方法是将乳房尽量向内、外两个方向推挤，保持位置十秒，推动距离约2cm，左右乳房各做15min。第一个月早晚两次。之后改为不定时按摩。

⑦ 乳房按摩讲究循序渐进、逐渐加量的原则，7～14天每日10min，左右推动即可；14～21天每日15min，左右幅度可适当加大；21天以后，将乳房尽量向内、外两个方向推挤，避免顺时针和逆时针旋转，时间坚持20min，维持按摩1个月即可，可以有效预防包膜挛缩，乳房形态趋于自然。

⑧ 手术后的伤口疤痕在手术后的首三个月会出现有硬化，

凸起及泛红的正常生理现象，但约半年后便多数会消退淡化至不明显的痕迹。

⑨ 少数的患者手术后乳头可能会有麻痹感觉，但经过数个月后便会恢复正常。

⑩ 如一旦发觉乳房有硬化，高低不一，形状有异，或疤痕不理想的情形需到院复查。

⑪ 术后两月内尽量少吃辛辣食物、海鲜类、中药材及补品，不能吸烟饮酒。

181. 何谓自体脂肪注射隆胸术？

答：自体脂肪注射隆胸术是指自体脂肪移植隆胸术，它是隆胸术的一种，它是以自体的脂肪细胞作为隆胸材料，通过自体脂肪填充、自体组织填充等方法移植注射于乳腺组织并促使其成活，以使乳房隆起并增强女性形体美感为目的的一种隆胸手术。

182. 自体脂肪注射隆胸术的并发症有哪些？如何预防与处理？

答：自体脂肪注射隆胸术的并发症及其预防与处理：

（1）感染　因术中消毒不严格，吸脂、冲洗脂肪或注入脂肪时有污染，冲洗脂肪时没有用药品处理，或供区受区等部位局部本身原有慢性炎症术前未发现，并没有治疗引起自体脂肪注射隆胸副作用出现。

（2）脂肪液化　因注入失活的脂肪细胞过多，或注入脂肪不均匀，同一层次同一部位脂肪注入过多，脂肪未能与移植床广泛接触，而自行聚集成块造成的，这样周边脂肪组织可能成活，中央区脂肪则逐渐坏死、液化。

（3）纤维结节　这类自体脂肪丰胸手术的危害因注射不均匀或同一部位注入过多造成脂肪颗粒聚集成块，受区注射的脂肪聚集，使疏松的脂肪组织体积缩小，被乳腺纤维组织包裹成球状；

或术后没有适当按摩、塑形，未使聚集的脂肪散开，术后加压包扎不当，或脂肪细胞失活钙化等所致。

（4）形态不佳　由于脂肪吸收不均匀，吸收的多少也不同，造成了局部凹陷或两侧乳房不对称：此时可在凹陷部位再次注射脂肪颗粒，以使形态更美，弥补手术危害带来的影响。

183. 何谓乳房过度肥大症？分为哪三类？

答：乳房过度肥大症是指女性乳房过度发育，含腺体及脂肪结缔组织过度增生，体积超常，与躯体明显失调。可发生胸部压迫感、慢性乳腺炎、疼痛、肩部酸痛沉重及乳房下皮肤糜烂等。

乳房过度肥大可分三类：乳腺过度增生性乳房肥大、肥胖型乳房肥大及青春型乳房肥大。

184. 判断乳房下垂程度有临床指导意义的指标有哪些？

答：判断乳房下垂程度的标准较多，比较有临床指导意义的有以下几条：

（1）根据乳房下皱襞和乳房下极的关系分型　正常乳房，两者相等；乳房下极超过乳房下皱襞1～2cm，为轻度下垂；超过2～3cm，为中度下垂；超过4～10cm，为重度下垂；超过10cm，为最重度下垂。

（2）根据乳头与乳房下皱襞及乳房下极的关系分型　乳头在乳房下皱襞水平位置，为轻度下垂；乳头在乳房下皱襞之下、乳房下级之上，为中度下垂；乳头在乳房下极边缘，为重度下垂。

185. 乳房肥大缩小术的适应证及禁忌证分别是什么？

答：（1）乳房肥大缩小术的适应证

① 乳房过大，与体形不成比例；

② 乳房过重下垂，乳头乳晕指向下方；

③ 一侧乳房较对侧显著增大；

④ 因乳房重量过大引起背部、颈部和肩部疼痛；

⑤ 乳房下方皮肤因刺激发炎；

⑥ 乳罩带将肩部勒成锯齿状；

⑦ 因乳房大小和重量使日常活动受到限制；

⑧ 对乳房过大不满意而失去自信。

（2）乳房肥大缩小术的禁忌证

① 乳房组织有炎症或手术切口附近有皮肤炎症者；

② 肌体其他部位有感染病灶，或心、肝、肾等重要脏器有病变者；

③ 瘢痕体质者；

④ 患者心理准备不足；

⑤ 患有精神分裂症或精神异常者；

⑥ 患有免疫系统或造血系统疾病者；

⑦ 乳腺癌术后复发或有转移倾向者。

186．乳房肥大缩小术的手术方法有哪些？

答：乳房肥大缩小术的手术方法有：垂直双蒂法乳房缩小整形术、"L"形乳房缩小整形术、直线瘢痕法乳房缩小整形术、环形切口乳房缩小整形术。

187．乳房肥大缩小术后的并发症有哪些？如何预防与处理？

答：乳房肥大缩小术后的并发症及预防与处理：

（1）血肿　主要为术中切除腺体过多，代替分离范围过大，未能彻底止血，缝合时未能对和好组织层次，遗留有死腔造成的。

（2）感染　主要为操作中损伤较大，降低了局部组织血运及抗感染能力，加之腺管内源性感染所致。

（3）乳头、乳晕坏死　缩乳术后乳头、乳晕坏死直接毁损乳房外形，是最为严重的并发症，术前应认真选择手术方式予以避免，术中细致操作，防止破坏乳晕周围血运。

（4）感觉减退和泌乳功能受损　缩乳术后由于腺体、腺管切除及乳腺瓣自胸壁上游离，可能造成乳头感觉的减退和泌乳功能的受损。

（5）切口延期愈合及瘢痕增生　缩乳术后多在乳房下部留有倒T形创缘与乳房下皱襞交汇处出现切口的延期愈合。如有感染因素存在，则更易形成瘢痕增生。

（6）乳房肥大缩小术后两侧乳房大小不对称　术后应对两侧乳房进行观测，术中对两侧乳房应充分协调比较，拉拢缝合时，应注意对两侧乳房的塑形进行观察，以防止术后出现两侧乳房不对称。

188．乳房肥大缩小术的护理？

答：乳房肥大缩小术的护理措施：

（1）术前护理

① 心理护理：大多数受术者经历了长期生理和心理上的痛苦，特别是未婚女青年还存在自卑和羞愧的病态心理，对手术要求较强烈、期望较高。大部分受术者能积极配合医生护士进行各种术前检查及术前准备，但也对手术产生恐惧心理、对手术效果有所怀疑。应尽量了解受术者的要求，介绍手术过程及术后的注意事项，给予正确的引导，合理的解释，使受术者增强对医生的信任感。有些受术者对手术期望过高，往往想象与术后不一致，这需要术前予以细致的解释，使其对手术效果有客观认识。向受术者说明术后在短期内一般会留有切口痕迹，需要一段时间转化，疤痕逐渐不明显，使受术者有充分的思想准备，从而提高手术满意率。

② 医学照相：术前照正面、左右侧面、左右半侧面和背面6

张照片。术后照相和术前背景、光线应完全相同，以便对比。

③ 按医嘱完成各项术前检查：除常规术前化验检查外，必要时作乳房X射线、B超等检查。

④ 皮肤准备：嘱患者术前1日沐浴，按医嘱常规备皮。

⑤ 输血准备：手术时间长达2～3h，故需在术前一天做好配血备用。

⑥ 术前准备：若受术者术前紧张、睡眠不佳，术前1日晚给予镇静剂。因手术时间长，术前应留置导尿。

⑦ 手术日早晨根据医嘱用药、配手腕标识、再次核对术前准备完成情况，送患者入手术室，与手术护士交班。

（2）术后护理

① 生命体征：注意观察体温、脉搏、血压、呼吸等生命体征，有无输血反应等，术后每小时一次，平稳后改为4h一次，并做好护理记录及时发现病情变化。

② 引流观察：观察引流管是否通畅，24h引流量的多少，引流物的颜色等。观察保留尿管是否通畅，引流尿液色泽及量有无异常，是否存在膀胱刺激征象。

③ 体位：术后安置仰卧位，如是硬膜外麻醉，需平卧4～6h，第2天可以下床活动。

④ 疼痛：最初几天，有疼痛是正常的，尤其是患者活动或咳嗽时，在1周或更长时间患者都将有不适感。如乳房的一侧有剧痛和肿胀，伴有乳头苍白或暗黑色时，提示有血肿，应立即报告医生及时处理。如缓慢的肿胀采取负压抽吸，抽出血凝块，局部应用止血药并加压包扎。

⑤ 切口护理：术后观察伤口敷料有无渗血、渗液，若无特殊情况，引流条或引流管可于术后24～48h取出。术后3～4天开始更换敷料，检查伤口，勿挤压手术部位。术后10天左右拆线。

⑥ 预防感染：保持术区清洁干燥，术后应用抗生素5～7天。

⑦ 创口的包扎予固定：在乳头和乳晕处用柔软的敷料覆盖，其四周用敷料纱布垫覆盖。在敷料和纱布垫之间用10cm宽的弹性胶布条以轻度的压力固定。

⑧ 乳房观察：注意观察乳房皮瓣及乳头血运，以防止皮肤和乳头乳晕坏死。

（3）出院康复指导

① 告知患者术后2周内暂避免上臂做剧烈的外展活动，以防止伤口裂开。

② 术后2个月内佩戴支撑乳罩，以保证乳房的良好塑型。

③ 巨乳缩小手术术区疤痕较长，伤口愈合后可使用硅凝胶膜敷贴，或用疤痕敌等预防切口疤痕增生、刺痒。

189．乳房下垂矫正术的方法有几种？

答：乳房下垂矫正术的方法有：

（1）乳晕周边切口的下垂矫正术　视下垂程度而定，轻者仅有乳晕上半圈边缘切口，重者需要环绕乳晕一圈的切口。可分为：

① 单纯乳房上提悬吊固定术：适合轻度下垂，乳房内容不很少或无意增大乳房体积者。做乳晕上边缘切口，将乳头乳晕适当上提，并将乳腺组织上提并固定在胸壁上。

② 罩式乳房上提悬吊固定术：又称双环法。适合轻、中度下垂，皮肤松弛者。做乳晕边缘及周边一圈切口，内、外圈切口间去除多余的皮肤，利用本身的真皮或在乳腺表面置入人工网片，上提、固定、塑形乳腺，同时提升了乳头乳晕的位置。

③ 乳房后间隙上提悬吊固定术：适合轻、中度下垂。做乳晕上边缘切口，必要时可能沿长至半周。通过自身组织上提，固定在胸大肌筋膜上，并进行塑形而改善外形。可同时行隆胸术。

④ 乳房悬吊结构重建术：综合的乳房上提悬吊固定方法，做乳晕边缘切口，在乳腺腺体浅面和深面对乳房悬吊结构进行重

建，纠正由于乳房悬吊结构松弛延长造成的乳房松垂，并同时对乳房进行塑形。适合轻中度下垂。这是一种全新理念的方法。

（2）乳晕周边及垂直切口的上提固定术　在乳晕周边一圈以及乳晕垂直下方至下皱襞做切口。主要针对中、重度下垂，皮肤明显松弛多余者。

（3）倒T形切口的上提固定术　切口与乳房缩小术相类似，最后遗留倒T形切口瘢痕。主要适合重度下垂及（或）皮肤过度松弛、过多者。可以很好地进行乳头乳晕上提、多余皮肤的去除以及乳房的重新塑形。

（4）充填假体的下垂矫正术（隆胸术）　适合轻、中度下垂，乳房内容减少或有增大乳房体积需求者。轻度者在腋下切口单纯隆乳即可，可以将乳房组织向前顶起并撑紧松弛的皮肤。中度者可同时做乳房上提悬吊，在乳晕上边缘做切口，去除少量皮肤而上提乳头乳晕，也适宜提升了乳房组织，这样外形效果更好。

190．何谓乳头内陷症？乳头内陷症矫正术的方法有几种？

答：乳头凹陷于乳晕之中，轻者乳头失去凸起，部分乳头凹陷于乳晕之中；重者乳头外观缺失，完全陷于乳晕平面之下，呈火山口样畸形。

矫正术方法有三种：组织瓣转移乳头内陷整形；改良Pitanguy法；Broadbent及Woolf技术。

191．何谓乳头肥大症？乳头肥大症如何治疗？

答：正常美观的乳头直径在0.8～1cm，过大则显得臃肿。乳头过大可以发生在哺乳后，也可以在生育前，有的伴有乳头过高（超过1cm，因而使得乳头下垂）。

乳头肥大或过长，可采用乳头缩小整形，可选用乳头中央部分切除，或乳头一侧切除；也可选用乳头顶部分楔形切除。

192．何谓男性乳房肥大症？

答：男性乳房肥大症又称男子女性型乳房，是指男性在不同时期、不同年龄阶段因不同原因，出现的单侧或双侧乳房肥大，可有乳房胀痛，乳晕下可触及盘形结节，个别可见乳头回缩、乳头溢液，有的外形与青春期少女的乳腺相似。

193．男性乳房肥大症的病因及临床表现是什么？治疗原则是什么？

答：发病原因：按其发病原因，男性乳房肥大症有原发性和继发性两类。

原发性男性乳房肥大症多见于儿童、青春期，常因内分泌的生理性失调，血浆雌二醇含量比睾酮含量高，产生一过性雌/雄激素比例失常，或乳腺组织对雌激素的敏感性增高而引起，又称生理性男性乳房肥大。

继发性男性乳房肥大症可见于青年、中年、老年，可由以下原因引起。

（1）内分泌疾病

① 睾丸疾病：因性腺功能减退，雄激素分泌很低，血中睾酮、雌激素比例发生改变，引起男子乳房肥大。

a.先天性睾丸发育不全（Klinefelter综合征）：口腔黏膜性染色质阳性，小睾丸，染色体47XXY。血睾酮低，促性腺激素增高精液中精子显著减少，精子形态及活动力异常可出现智力低下青春期出现乳房肥大及胀痛。

b.完全性睾丸女性化：外阴女性，睾丸在大阴唇内或腹腔内染色体为46XY。因雄激素受体量和质的异常睾酮不能发挥作用，血中睾酮正常或增高，雌二醇正常高限，促性腺激素增高，可出现青春期乳房发育或肥大。不完全性睾丸女性化外阴可呈男性，或小阴茎或呈假两性畸形，阴毛正常亦可出现青春期乳房发育或肥大。

c.Kallmann综合征：视丘下及部分垂体功能减退，促性腺激素降低，伴嗅觉减退，睾丸发育差，出现青春期乳房发育。

d.睾丸炎症、外伤及肿瘤：睾丸炎、外伤性睾丸萎缩，可引起雄激素分泌过低，反馈性引起促性腺激素过多所致。睾丸的精原细胞瘤、畸胎瘤、绒毛膜瘤，都可产生绒毛膜促性腺激素（HCG），均可引起男性乳房肥大。

e.Reifenstein综合征：胎儿期发育睾丸间质细胞功能不全，出生后可出现乳房发育伴尿道下裂等畸形。

② 肾上腺疾病：如肾上腺皮质增生、良性肿瘤、恶性肿瘤及功能减退，这种肿瘤可直接分泌雌激素或产生过多的雌激素前体（如雄甾烷酮），在组织中转化为有效的雌激素，血雌二醇升高，引起乳房肥大。

③ 甲状腺疾病：如甲状腺功能亢进，血浆中性激素结合球蛋白的浓度增高，结合的雄激素过多，游离的雌二醇（未结合的雌二醇）升高，雌激素/睾酮的比值升高，激素平衡失调以致刺激乳腺组织增生，导致男性乳房肥大。

（2）其他非内分泌疾病

① 肝脏疾病：如肝炎、肝硬化、肝癌等，伴有肝功能减退时，常引起乳房肥大。乙醇性肝硬化时，体内雌激素更为增多，易引起乳房肥大，其原因是肝硬化时肝功能减退，对雌激素的灭活的能力减弱，雌激素在体内的含量相对增多；血中结合性甾类球蛋白升高，使血中游离睾酮进一步减少；微循环中的雄甾烷二酮和睾酮前体转化，产生大量雌激素；因此血中雌激素浓度增高，作用于乳腺组织，引起乳腺增生、肥大。

② 慢性营养不良恢复期：营养不良时促性腺激素分泌减少。当营养不良纠正后，促性腺激素分泌和性腺功能恢复正常，产生一种侧记第二青春期现象，出现乳房肥大称为"进食增加性乳房肥大"。

③ 支气管肺癌和肺部慢性疾病：如燕麦状细胞癌、肺结核、脓胸等，常伴有睾丸萎缩，或分泌异位激素，导致乳房肥大。

④ 慢性肾功能衰竭：慢性肾功能衰竭引起尿毒症的患者，经检测发现血中雌激素相对升高，泌乳素浓度亦升高，导致乳房发育、肥大。

⑤ 神经系统疾病：如高位脊髓病变引起的截瘫、脊髓空洞症、遗传性运动失调，可伴发乳腺肥大。

⑥ 前列腺增生或前列腺癌：患者长期服用雌激素进行治疗时，常可引起男性乳房肥大。

⑦ 淋巴系统疾病：淋巴瘤、恶性组织细胞瘤、骨髓瘤及其他网状内皮系统病等，也少见甲径性乳房发育。

⑧ 药物性乳房肥大：促性腺激素氯丙嗪、甲氰咪胍（西咪替丁）、甲基多巴、甲氧氯普胺（胃复安）、甲硝唑（灭滴灵）、异烟肼、利舍平（利血平）、甲丙氨酯（眠而通）、灰黄霉素、美沙酮、丙酮、苯妥英钠、洋地黄类、长春新碱、甲状腺提取物等，能与雌激素受体结合，引起机体内分泌功能紊乱，可致男性乳房发育，但停药后增大的乳房多可恢复。

⑨ 其他疾病：如心血管疾病（高血压、心脏病）、严重皮肤病（麻风、剥脱性皮炎）、自身免疫性疾病（风湿性关节炎、类风湿关节炎）、钩端螺旋体病、溃疡性结肠炎等有时也可伴男性乳房发育。

临床表现：男性单侧或双侧乳腺呈女性发育，增生肥大，乳头、乳晕发育均好，在乳晕下可触及盘状、质地较硬韧边缘清楚的弥漫性肿块直径多在 $2 \sim 3cm$，有一定的活动性与皮肤无粘连。少数患者有胀痛或轻度压痛，极少数还可能有乳头溢液。偶见增生的乳腺不在乳腺中央，而在某一象限，以外上象限多见。

治疗原则：原发性男性乳房肥大多系暂时性，一般多逐渐自行消退，对于继发性男性乳房肥大，症状明显者，以及青春期乳房肥大经久不退，为改善外观，可采用以下治疗方法。

① 病因治疗：对睾丸肿瘤、甲状腺功能亢进及肝病等，应针对病因给予治疗；外源性雌激素或药物引起的男性乳房肥大者，应停用相关药物。

② 药物治疗：应用三苯氧胺、甲睾酮等，一般可使部分患者的疼痛减轻，肿块消退。

③ 手术治疗：对于肿块疼痛明显，药物治疗无效，或乳房肥大明显影响外观者，可采用手术治疗。

194. 氨鲁米特（奥美定）、英吉尔法勒注射隆胸术后的并发症有哪些？

答：氨鲁米特（奥美定）、英吉尔法勒注射隆胸术后并发症一般分为三个阶段：

① 急性期：发作时间通常在注射后一个月至三个月内。临床表现为：出血、疼痛、发红、发热、肿胀、溃烂、变形、化脓、发硬、腺体及胸大肌受到侵蚀等。

② 炎症期：发作时间通常在三个月左右。临床表现为：移位、变形、渗漏、化脓、硬结、包块、疼痛、两侧乳房大小不一致、腺体胸大肌受侵蚀、慢性过敏、其他器官损伤等。

③ 隐性期：发作时间通常为两年以后。临床表现为：隐痛、溢乳、轻度硬块及肿胀；此阶段乳房症状不甚明显，大多数感觉无痛或隐痛，少数有肿胀、溢乳、轻度硬结现象，有些患者心理压力较大，有轻度失眠现象。

195. 氨鲁米特（奥美定）、英吉尔法勒注射隆胸物取出术术后的护理措施是什么？

答：氨鲁米特（奥美定）、英吉尔法勒注射隆胸物取出术术后的护理措施是：

（1）术前准备

① 心理护理：患者的心理感觉和反应直接影响到手术治疗及预后，要热情接待，微笑服务，举止端庄大方，言语得体，让其感到亲切。运用心理学知识主动与患者交谈，做好术前健康宣教，交代术后注意事项，从而使患者保持稳定的心理状态，使之以最佳的心理状态愉快地接受手术治疗。

② 术前评估是整形美容手术必不可少的，首先要通过照相，评估其胸部的外形，以便术后对照。

③ 术前检查：行核磁共振扫描，可清楚显示注入物所形成的"假体"的位置及其完整性，MRI（磁共振成像）的冠状位、矢状位和水平位的截面图能准确定位注射物的分布和层次，可清楚显示注射物的分布情况、分布范围及其与胸壁的主体结构关系等，给临床医生直观可靠的印象。查三大常规、凝血象、心电图，以便全面了解患者身体状况，了解患者对手术的承受能力。

④ 术区备皮，范围包括胸部、双腋，备皮动作应轻柔，并检查术区皮肤是否完整，同时避免患者着凉。

⑤ 术前禁食10h，禁饮4～6h。

（2）术后护理

① 患者术后去枕平卧4～6h，待麻药过后，取自主体位。

② 病情观察及护理：由于注射隆胸物取出术后，乳房的腔腺大而深，而切口较小，术中腔隙的止血可能不够彻底，故术后可能并发血肿。术后需用自粘绷带加压包扎并遵医嘱给予止血药，此外护士应密切观察患者生命体征变化，观察伤口敷料，检查伤口情况以及局部皮肤的颜色、引流量等。

③ 引管护理：妥善固定，保障引流通畅，防止脱落。观察引流液的颜色、性状、量及温度，引流液颜色多呈暗红色，如为鲜红或温度高、量多，可能有活动性出血，要及时报告给医生，给予相应处理。24h一侧引流量不超过10mL，颜色澄清，便可拔出引流管。

④ 术后镇痛泵护理：术后患者大多留置镇痛泵，借三通接头与留置的静脉套管针相接。要注意保持静脉套管针通畅。注意观察患者的生命体征，尤其是呼吸情况，发现异常及时报告医生。

⑤ 鼓励患者术后早下床活动，以利于引流和恢复。术后7天拆线，穿柔软乳罩，防止压迫、碰撞胸部。术后1月内禁止做剧烈运动以及持重物、扩胸等运动。吃清淡富含营养、维生素丰富食物，忌辛辣刺激食品，术后3个月少吃虾、蟹等海鲜。

196. 何谓副乳？有何临床表现？治疗原则是什么？

答：（1）副乳　是女性常见的一种乳房发育畸形，它常为发育不全的组织，多数像婴儿的乳房，或者只见一点皮肤色素加深，中央可有一点点皮肤增生，类似小小的乳头。

（2）临床表现

① 有乳腺组织无乳头。

② 有乳头无乳腺组织。

③ 有乳头又有乳腺组织。

男女皆可发生，女多于男（5：1），常有遗传性。副乳可发生在上下肢间的乳腺的任何位置，副乳发生部位多位于乳腺下部及腋窝周围，一般多在正常乳腺的附近，但也有发生在面、颈、臀等部位或腹股沟、外阴处。具有腺体的副乳腺是由乳腺组织所构成，是受性激素影响的性器官，部分可随月经周期变化有胀痛、肿块，经前、妊娠及哺乳时可呈现胀痛，以至泌乳等临床病症。任何能引起乳腺癌的要素都可使副乳肿瘤发作，副乳肿瘤同样可为良性或恶性。副乳肿瘤可发作于副乳发作的任何部位，如腋窝、胸壁等，但以腋窝部最为常见，也能够长在腹部或会阴。

（3）治疗原则　副乳的手术与否分两种情况，一种是患者出于美观的考虑，强烈要求切除，二是医生认为副乳内有严重的必须手术的疾病，需要手术切除病灶，常选择切除整个副乳。副乳内的小叶增生等非手术疾病不是手术指证，药物治疗原则同正常乳腺的相应疾病。副乳癌（副乳肿瘤）的手术要求切除整个乳腺，腋窝下的淋巴清扫要求较传统根治术高。

197．何谓腋臭？有何临床表现？治疗原则是什么？

答：腋臭俗称狐臭，主要症状是腋窝等褶皱部位散发难闻气味，影响患者的社会生活，严重者可以导致患者心理障碍。

治疗的基本原则是保持局部的清洁，去除分泌物以减少细菌的繁殖；局部使用止汗芳香剂，定时擦洗，擦药可以暂时缓解狐臭，若要永久去除异味则需要手术治疗。

第八节　腹壁整形美容

198．腹壁由浅至深共分为几层？

答：腹壁由浅至深共分为皮肤、浅筋膜、肌肉、腹横筋膜、腹膜上筋膜和腹膜6层结构，其中与腹壁整形术关系密切的主要为腹壁浅三层结构。

199．腹壁的血管与神经如何分布？

答：（1）腹壁的血管　分为浅、深两组。

① 浅层血管组　浅动脉分3组：

a.腹侧壁组。主要由来自肋间后动脉、肋下动脉和腰动脉的分支组成，比较细小。

b.腹前壁组。正中线附近，主要由来自腹壁上、下动脉的分支组成。

c.下半部动脉。主要是起自股动脉的腹壁浅动脉和旋髂浅动脉。

浅静脉较丰富，吻合成网，在脐区尤为明显。脐以上的浅静脉经胸腹壁静脉回流入腋静脉，脐以下的浅静脉经腹壁浅静脉汇入大隐静脉，再回流入股静脉。

　　② 深层血管组　由腹壁上下血管、旋髂深血管、下5对肋间后血管和4对腰动脉组成。其中，腹壁上动脉由胸廓内动脉在第6肋间隙处分出，经胸肋三角入腹直肌鞘，在腹直肌与腹直肌后鞘之间下行，在脐旁与腹壁下动脉吻合。腹壁下动脉起自髂外动脉的前壁，斜向内上进入腹直肌。腹壁的深静脉与同名动脉伴行。

　　（2）腹壁的神经　第7～12胸神经和第1腰神经的前支斜向前下，行于腹内斜肌与腹横肌之间，至腹直肌外侧缘进入腹直肌鞘，沿途发出肌支支配腹前外侧壁诸肌。其前皮支依次穿过腹直肌和腹直肌鞘前层，分布于其表面的皮肤，外侧皮支在腋中线的延长线处穿腹外斜肌浅出，分布于腹外侧壁的皮肤。它们在分布上有明显的节段性，如第7肋间神经分布于剑突平面，第10肋间神经分布于脐平面，第一腰神经分布于腹股沟韧带的上方。

200. 何谓腹壁整形术？

　　答：腹壁整形术是指通过切除腹壁多余皮肤和收紧腹壁肌肉筋膜，以恢复或改善腹壁外形的外科技术。

201. 腹壁整形术的方法有哪几种？

　　答：腹壁整形术一般在硬膜外麻醉或全身麻醉下进行。其手术方法包括：全腹壁整形术；小范围的腹壁整形；下腹壁整形术；上腹壁整形术；腹壁整形联合脂肪抽吸术。

202. 腹壁整形术的禁忌证有哪些？

　　答：腹壁整形术的禁忌证有：
　　（1）有急慢性传染病或严重器质性病变者。
　　（2）未婚女性或以后有生育要求者。
　　（3）腹壁存在明显瘢痕，可能影响皮瓣远端血运者。
　　（4）瘢痕体质者。

（5）精神或心理状态异常，对手术效果要求期望值过高者。

203．腹壁整形术的并发症有哪些？如何预防及处理？

答：（1）血肿　是最常发生的并发症之一。多因术后包扎不牢靠或引流不畅所致，也可因术中操作不当等引起。预防应熟练掌握术区解剖，忌粗暴操作，损伤较大血管。术中应彻底止血，术后注意适当加压包扎和放置负压引流。另外，术前术后应停用影响凝血功能的药物。少量出血导致的皮下瘀斑和小血肿，一般可待其自然消退，无需特殊处理。对于发展迅速的大血肿，应切开止血。若其反复出现，需注意预防假性滑膜囊形成的可能，一旦形成，即予以囊壁切除，使皮肤和皮下组织良好愈合。

（2）皮肤坏死　多因皮瓣分离不当所致。对于小面积的皮肤坏死，应切除坏死组织后，创面直接拉拢缝合或采用局部皮瓣转移。对于大面积的皮肤坏死，需植皮修复。

（3）切口感染、瘘　与术中无菌操作不严格及术后护理有关。预防应术中严格无菌操作，术后彻底引流并预防性应用抗生素。一旦发生切口感染和瘘，应切除局部感染区和瘘管，创面感染可一起愈合。

（4）双侧不对称　与两侧切除的皮肤、脂肪量不一致，或肌肉筋膜收紧的程度不一致。预防应准确对称地切除皮肤、脂肪以及收紧肌肉筋膜。对于明显不对称者，可于3～4个月后再次手术纠正。

（5）感觉减退或异常　多为持久性，仅发生在皮肤切除的病例，尤其多见于腹壁整形皮瓣远端和新建立的脐周围。

（6）麻醉药品中毒　术前应检查肝肾功能，严格根据患者体重计算麻醉药品最大剂量，术中密切监测生命体征。治疗：①镇静剂；②吸氧；③肌注肾上腺素等。必要时行气管插管。另外还要注意保护肝肾功能，有条件者测定血药浓度，必要时行血液透析。

204．腹壁整形术的护理要点是什么？

答：腹壁整形术的护理要点：

（1）术前护理

① 术前引导：对受术者在术前即简单地向其介绍手术的过程，告知其手术时间，术前禁食水的时间，术前用药的原因及术后对体位和饮食的要求，采用的麻醉术式及术后伤口疼痛的性质和缓解疼痛的方法。

② 心理护理：了解患者的手术动机，针对个体情况对术后效果进行客观评估，消除其对术后效果的过高期望。引导受术者学会放松，深呼吸，以成功比例对其鼓励，减轻其术前焦虑。

③ 术区准备：术前一日清洁术区皮肤，着重处理肚脐，更换衣裤等。术区备皮，并避免术区皮肤损伤。注意保持切口设计标志。

④ 协助医生进行腹围测量等数据的记录，嘱其完成术前术区各体位照相，以备与术后对比。

（2）术后护理

① 体位与活动：术后予屈髋、屈膝位，以减少腹壁缝合切口的张力。根据受术者手术范围及身体状况，嘱其卧床3～5天。下床活动后，要注意避免躯干过伸，活动量应循序渐进，1月内禁止剧烈活动。

② 伤口的观察及护理：术后24h内严密观察伤口状况，及时发现渗血及血肿。发现外敷料有鲜血浸染及时报告医生予以术区更换敷料并加压包扎，如患者术区剧烈疼痛，注意排除血肿发生，做到早发现、早处理，防止皮瓣的坏死。

③ 预防并发症：术后可出现并发症，如皮下血肿、感染、皮瓣坏死、深静脉血栓及脂肪栓塞综合征等。护士应密切观察病情，积极采取有效预防措施，协助、鼓励患者进行四肢按摩并多做咳嗽、深呼吸动作以促进静脉回流。发现患者呼吸困难、发

绀、咯血等情况，须立即通知医生。

④ 术后鼓励多喝水，嘱其高蛋白、高维生素、高纤维素饮食，保持二便通畅。

⑤ 拔出引流及拆线：引流条一般48h内予拔除，负压引流管在无渗出物后拔除。根据受者情况，可在术后7日开始予术区间断拆线，10天左右予缝线全拆。

⑥ 康复指导：拆线后坚持弹力腹带加压三个月，以协助形体恢复。对皮肤感觉异常及皮下硬结者，可进行局部物理理疗，促进局部血液循环，促进组织吸收；切口处可予疤痕贴外贴、疤痕药外擦，防止疤痕增生。

第九节 四肢整形与美容

205. 先天性手及上肢畸形的发病机制分几个方面？

答：（1）遗传因素 包括染色体异常和基因突变。

（2）环境因素 包括生物因素、物理因素、化学因素等。

206. 先天性手及上肢畸形的手术时机为何时？

答：（1）严重的先天性手及上肢畸形或危及肢体存活的患儿，应在出生后3～6个月内进行畸形矫正手术；先天性手及上肢畸形较轻的，只需进行简易手术即能矫正畸形、改善功能。

（2）在2岁以后进行的先天性手及上肢畸形的整形：包括骨及关节融合的畸形、巨指畸形等。

207. 先天性手及上肢畸形术护理要点是什么？

答：先天性手及上肢畸形术护理要点：

（1）术前护理

① 按整形外科术前护理常规。

② 协助患者完成术前检查。包括常规三项、胸片、心电图等，特别是手或上肢的 X 射线片。

③ 手术部位皮肤的准备。彻底清洁手术部位，必要时备皮。

④ 协助医师进行术前谈话，告知患者或家属麻醉方式、手术方式和手术相关事宜。

⑤ 肠道准备。全身麻醉的患者。手术前一晚要进行肠道清洁，并交代患者于术前 6 ～ 8h 禁食禁饮。

⑥ 协助医师做好术前的心理护理，消除患者紧张情绪，特别是对手术的期望值不要太高，不能把手术效果完美化。

（2）术后护理

① 按整形外科术后护理常规。

② 抬高患肢，改善局部血液回流，减轻局部水肿，有利于伤口愈合。

③ 观察指端情况，如血供、有无渗血或出血等。若指端呈青紫色，说明静脉回流不畅，注意查找原因，并及时通知医师。若术后伤口有血性渗液，可用记号笔标记渗血的范围并观察其发展，如出血范围不断扩大且患者术区肿痛，则提示有出血或血肿可能，应及时通知医师。

④ 保持术区敷料清洁，注意敷料包扎是否确实。使用石膏固定的患者，注意石膏的松紧，以防压伤或患肢缺血坏死等。

⑤ 预防感染。遵医嘱给予抗生素预防感染。

（3）出院指导　①功能锻炼；②外涂抗疤痕药，预防瘢痕增生。

208. 何谓先天性多指、并指畸形？

答：先天性多指畸形（congenitalpolydactyly）是指正常手指以外的手指赘生，或手指的指骨赘生，或单纯软组织成分赘生，或掌骨赘生等。先天性并指畸形（congenitalsyndactyly）是指两个以上手指部分或全部组织成分先天性病理相连。并指也是先天性上肢畸形中最多见的病种之一。

209. 先天性多指、并指畸形矫正术的护理要点是什么？

答：先天性多指、并指畸形矫正术的护理要点：

(1) 术前护理

① 心理护理。主动和患者及家属沟通，向其解释手术目的、方法、注意事项。了解患者及家属对手术的期望值，不能太高。消除患者紧张情绪，增加其战胜疾病的信心。

② 协助患者完成术前检查。包括常规三项、胸片、心电图等，特别是手或上肢的X射线片、B超血管造影。

③ 全身准备。注意保暖，预防上呼吸道感染。

④ 皮肤准备。手术野皮肤准备原则是超过手术部位上下两个关节以上，仔细检查手术野皮肤的情况，有皮肤感染或破损者应治愈后方可手术。入院后即开始每日用温水泡手15min，以消除污垢，清洁皮肤；术前一日需沐浴，剪指（趾）甲。

⑤ 禁食、水时间。全身麻醉患者均应在手术前8～12h禁食，术前4～6h禁饮水。婴儿应在术前4h禁止哺乳，术前2h禁止饮水，以防止麻醉或手术刺激引起术中及术后呕吐，从而污染术区或导致吸入性肺炎或窒息。

⑥ 肠道准备。术前一日晚给予常规灌肠，3岁以内患儿不做灌肠。

⑦ 按医嘱术前给药，并将病历及患肢X射线片带入手术室。

(2) 术后护理

① 按臂丛或全身麻醉术后常规护理。

② 抬高患肢。平卧位，一般患肢抬高20°～30°，高于心脏5～8cm，以减轻肢体肿胀，促进血液循环，利于伤口愈合。当患者可以下床活动时用绷带将患肢悬吊于胸前。

③ 观察指端情况，如有指端皮肤颜色、温度、肿胀、感觉

运动异常及伤口渗血等情况，注意查找原因，并及时通知医师。若术后伤口有血性渗液，可用记号笔标记渗血的范围并观察其发展，如出血范围不断扩大且患者术区肿痛，则提示有出血或血肿可能，应及时通知医师。

④ 保持术区敷料清洁，注意敷料包扎是否到位。

⑤ 石膏护理。使用石膏固定或外固定支架的患者，注意石膏的松紧，以防压伤或患肢缺血坏死等。注意保持局部的稳定，抬高患肢，3周内制动。

⑥ 全身支持疗法。遵医嘱给予抗生素、止血药，补充所需的液体量并观察药物反应。

⑦ 拆线。术后10天开始间断拆线，14天可以全部拆除缝线。有游离植皮者，拆线后仍需用敷料包扎1周或带弹性指套压迫。

⑧ 功能锻炼。术后3周开始功能锻炼，从简单到复杂，功能锻炼可促进血液循环，减少水肿，增强肌力，防止挛缩。

210. 先天性多指、并指畸形矫正术的康复指导内容有哪些?

答：先天性多指、并指畸形矫正术的康复指导内容有：

（1）并指分离术在拆线后，仍要制动1个月，待修复的关节囊充分愈合后方可进行活动。初期可结合日常生活过渡练习，后期辅以被动活动，完全愈合后才开始主动练习手指活动，进一步加强关节活动。

（2）冬季注意保暖，防止局部受凉导致血管挛缩，影响局部血液供应。

（3）避免局部过度受压，早期因术后患肢对温度不敏感，避免与过热物体接触，防止灼伤。

（4）可戴弹力护手套加以压迫，防止瘢痕增生。

211. 何谓足拇外翻? 治疗原则是什么?

答：足拇外翻，俗称"大脚骨"，是一种女性常见的足部畸形，多呈对称性，主要表现为足拇趾斜向外侧，第一跖骨内翻，第一二跖骨间夹角增大，趾拇关节轻度半脱位；第一跖骨头在足内侧形成一骨赘，因长期受鞋帮的摩擦，局部皮肤增厚，严重时红肿发炎形成骨赘拇囊炎肿。

治疗原则是：手术为主，术后加强功能锻炼，防止关节强直、肌肉萎缩，促进骨愈合。

212. 何谓选择性切断胫神经腓肠肌内侧头肌支瘦小腿术？

答：选择性切断胫神经腓肠肌内侧头肌支瘦小腿术即利用肌肉神经萎缩，体积减少的原理，用神经电刺激器对腓肠肌内、外侧头肌支确认后离断，使内外侧腓肠肌神经萎缩，达到瘦小腿，改善小腿外形之目的的手术。

213. 选择性切断胫神经腓肠肌内侧头肌支瘦小腿术的适应证、禁忌证分别是什么？

答：(1) 适应证　无全身重大疾患，小腿肌肉轮廓明显，有手术诉求的患者。

(2) 禁忌证

① 有急慢性传染病或严重器质性病变者。

② 瘢痕体质者。

③ 精神或心理状态异常，对手术效果要求期望值过高者。

④ 运动员、舞蹈演员不宜做该手术。

214. 选择性切断胫神经腓肠肌内侧头肌支瘦小腿术的并发症有哪些？如何预防及处理？

答：可能发生的并发症：肌肉肥厚没有改善或术后神经再生造成复发；切断的神经有神经瘤发生的可能；由于神经变异同时误切除到外侧腓肠肌或比目鱼肌的神经造成步行障碍；瘢痕增

生及创口一期不愈合的问题；由于变异有两束离断不完全导致小腿肌肉萎缩不明显或上端有萎缩，由于有交通支肌肉下端仍有肥厚；同一创口合并吸脂导致创口感染及早期不愈合的发生。

预防：手术医师应熟练掌握术区解剖，术中忌粗暴操作。

处理：期待疗法。

215. 选择性切断胫神经腓肠肌内侧头肌支瘦小腿术的护理措施是什么？

答：选择性切断胫神经腓肠肌内侧头肌支瘦小腿术的护理措施：

（1）术前准备

① 掌握适应证：接受该手术者必须是小腿腓肠肌过度肥大，尤其是内后侧肌肉发达突出，影响小腿美观，自身有强烈要求改善小腿肌肉强硬外观的自愿者，并且对可能的并发症有心理承受力。职业运动员、舞蹈演员、有小腿疾患者或"O"形腿不适宜该手术。

② 外科手术前常规检查，评估身体状况。常规禁食、禁饮。直立位及跖脚位对小腿前面、后面、侧面拍照，测量并记录小腿的最大周径。便于术后疗效对比。检查外踝关节及膝关节屈伸功能。

（2）术后护理

① 体位：术后给予去枕平卧位4～6h，麻醉清醒后小腿弯曲形成120°左右，呈屈膝位，腘窝垫30cm高度棉枕，减少因为小腿部肌肉受力而引起的不适，同时减轻伤口张力，利于伤口愈合。

② 佩戴小腿弹力套的护理：手术完毕后，立即给予佩戴小腿弹力套，目的在于压迫止血，而在此期间，患者麻醉尚未完全消退，小腿感觉迟钝，应该密切观察小腿弹力套的松紧度，通过观察术区皮肤的颜色和肿胀程度来判断，小腿弹力套过紧会使

下肢静脉回流受阻，不利于术后恢复，过松起不到压迫止血的作用。在恢复后期，由于小腿腓肠肌肌支切断，肌肉会有严重的晃动感，会使患者感觉不舒服，佩戴小腿弹力套的目的是为了减轻小腿肌肉晃动感，利于手术后神经肌肉的恢复。通常小腿弹力套宜佩戴 3～4 周。

③ 切口疤痕增生及色素沉着的预防：7 天拆线，即可用抗疤痕增生的药物，如芭克、疤痕停、疤痕敌等，3 个月以内坚持使用。出现色素沉着，除使用氢醌乳膏外涂，再配合激光去色素有良好的疗效。

（3）出院指导

① 术后 3 天内尽量卧床休息，减少行走。术后 3 个月内避免剧烈运动及长时间运动，以减轻小腿乏力、酸痛。如果发现双小腿体积及外形不对称，小腿功能及局部皮肤感觉障碍等情况，应及时来医院就诊，争取早发现早治疗。

② 定期回院复查，间隔时间为 1 个月、3 个月、半年及一年。检查小腿周径、体积、外形等变化，以及踝关节和膝关节的屈伸功能。

③ 手术恢复早期，小腿乏力、酸痛，步行时间过久感觉易疲劳，上下楼时不如从前，术后 3 个月小腿左右基本恢复正常，告知患者手术后尽量减少小腿的运动，以免引起比目鱼肌的过度代偿，影响手术效果。

216. 何谓淋巴水肿？治疗原则是什么？

答：淋巴水肿是由于先天性淋巴管发育异常或继发性结构功能障碍使淋巴液回流受阻所引起的肢体浅层软组织内体液积聚，继发纤维结缔组织增生、脂肪硬化、筋膜增厚及整个患肢变粗的病理状态。因皮肤增厚，表皮过度角化，皮下组织增生，其中包括大量增生的纤维成分，使晚期的肢体病变组织坚硬厚实如象皮，故俗称"象皮肿病"。该病好发于肢体，也可见于阴茎、阴囊、乳房等。治疗分为非手术治疗和手术治疗两大类，首选保守疗法治疗肢体淋巴水肿。尤其是早期或轻度水肿病例。

217. 淋巴水肿手术治疗的护理措施有哪些？

答：（1）术前护理

① 按整形外科术前一般常规护理。

② 记录体重、肢体周径及体积的测量。入院当日测体重，患肢及健肢几处相对应的周径及应用排水法测量所得的患肢体积作为基数，逐日测量并记录，包括治疗前后、患侧与健侧的比较。

测量下肢周径常用的定点部位：a.足部，楔舟关节或第五跖骨粗隆水平；b.踝关节：内、外踝水平；c.膝关节下，胫骨结节水平；d.膝关节上，股骨内髁或外髁以上若干厘米水平。为保证测量准确，各部位作标记。

排水法测量患肢体积法：在内壁有刻度的水桶内装入一定量的水，将患肢放入，根据水平面的增高数值计算体积。如连续3日体重、患肢体积及各部位周径不改变，即表示淋巴水肿消退已达最大限度，参考皮肤营养改进和感染的控制情况，择时手术。

③ 减轻患肢水肿。嘱患者绝对卧床休息，抬高患肢并用弹性绷带从足端向上缠绕，均匀地对患肢进行加压包扎。包扎范围应注意不得超过水肿的上缘，以避免妨碍淋巴液的回流。开始包扎时，由于水肿消退迅速，应经常检查弹性绷带有无松动，发现后及时纠正。在卧床及弹性绷带包扎期间，指导并鼓励患者做股四头肌及小腿伸屈肌的收缩运动，以促进淋巴液的回流。

④ 清洁患肢。每日用温热肥皂水或1：5000高锰酸钾溶液泡洗患肢15min，泡洗后涂以少量凡士林油膏，用弹性绷带包

扎，以保持患肢的清洁，也可以改善皮肤的营养状态。

⑤控制感染。对患肢有溃疡创面、淋巴瘘者，首次泡洗前应做细菌培养和抗生素敏感试验。每日泡洗后，按一般换药原则处理。对有足癣和湿疹者，应在治愈或感染被控制后再行手术，术前一日开始遵医嘱给予抗生素以预防感染。

⑥饮食护理。进食高蛋白、高维生素、高热量饮食。

⑦查尾丝蚴。从入院后前三天，每日午夜时取血涂片，查尾丝蚴。阳性者先药物治疗，再择期手术。

⑧淋巴管造影。必要时用作鉴别诊断的依据或观察淋巴系统的病理变化。

（2）术后护理

①按全身麻醉术后常规护理。

②卧位。患肢抬高，局部制动，利于淋巴回流，减轻水肿，以利皮片存活。

③术后植皮区的护理。

a.皮片坏死：内、外踝骨突出部位，因受绷带或石膏托的压迫，易发生皮片坏死，应经常检查该处包扎是否过紧，患者主诉该部有压迫性疼痛时，及时给予放松纠正。

b.血肿：跟腱两侧凹陷处，是术后皮片下最易发生血肿的部位，应密切观察该处有无渗血，绷带是否松动，并询问患者的感觉。

c.感染：趾蹼附近和足背植皮边缘常有一定的残留感染，易引致缝线感染，如发现感染，及时通知医师处理。一般可拆除局部缝线或用75%乙醇纱布湿敷，防止感染扩散。

④拆线及锻炼。一般术后10～14天拆线。术后指导患者做股四头肌的收缩锻炼，以促进肌力的恢复和推动血液、淋巴液的回流。术后1个月，可扶拐下地活动。

⑤预防术后复发。在创面完全愈合离床下地活动时，还须长期应用弹性绷带或特制的弹性护腿，从足趾至整个植皮区（上

端不能超过植皮范围）做加压包扎，以对抗下肢内部的压力，防止再度发生淋巴液滞积。

⑥ 供皮区的护理。严密观测，若出现渗血、渗液、感染及磨破等应及时处理，以免影响伤口愈合。

（3）出院指导

① 嘱患者经常泡洗患肢，保持局部清洁卫生，植皮区经常涂以少量凡士林油膏或护肤膏，保持皮肤滋润，防皲裂。

② 防治足癣、蚊虫叮咬及外伤。

③ 长期佩戴弹性护腿或特制护腿，减轻下肢水肿。

④ 半年内不做下水劳动，不做过久直立性和重体力劳动。

218. 淋巴水肿手术治疗的并发症是什么？如何预防及处理？

答：最常见的并发症为感染和出血，可致病灶体积突然增大，皮肤出现瘀斑。位于特殊部位反复的感染肿胀，可致功能障碍，如视力损害、吞咽困难等。

预防和处理：术中严格无菌操作，术后妥善护理。

第十节　会阴部整形

219. 何谓包茎？处理原则是什么？

答：包茎是指包皮口狭窄或与阴茎头粘连，使包皮难以上翻外露阴茎头。

目前最有效的处理方法是手术，常用手术有激光术、微波术，包皮环切术。

220. 何谓包皮过长？如何处理？

答：包皮过长是指男子成年后，阴茎皮肤覆盖于全部阴茎头和尿道口，使龟头不能完全外露，但仍可外翻。其中又可分为真性包皮过长和假性包皮过长。真性包皮过长是阴茎勃起后龟头也不能完全外露；假性包皮过长是指平时龟头不能完全外露，但在阴茎勃起后龟头则可以完全外露。

包皮过长，如包皮口宽大易于上翻，不需要手术，应经常或每日清洗包皮积垢，注意保持局部的清洁卫生；对于包皮过长开口较小，屡发阴茎头包皮炎者，可在局部控制感染后，行包皮环切手术治疗。

221．包皮延长术的适应证有哪些？

答：包皮延长术的适应证：由于外伤、烧伤、手术失误等原因造成阴茎包皮组织短缺，导致阴茎勃起疼痛、扭曲、性交困难等症状。包皮环切术后早期出现的轻度包皮过短，不必急于手术处理，随着疤痕的软化和阴茎勃起的牵拉多可逐渐复常。

222．包皮延长的手术方法有几种？

答：手术取平卧位，阴茎背神经阻滞麻醉或阴茎根部环形浸润麻醉。操作方法有阴囊皮瓣法和皮片移植法两种。

223．阴茎延长手术的适应证、禁忌证分别有哪些？

答：适应证：阴茎发育不良；先天性小阴茎；阴茎癌行部分阴茎切除术后。其他，如阴茎勃起后稍小或基本正常，但患者心理障碍，甚至影响正常性生活等。

禁忌证：会阴区及尿道有炎症者。

224．阴茎延长手术的注意事项有哪些？

答：阴茎延长手术的注意事项有：

（1）阴茎延长手术有严格的适应人群，只有在适宜手术人群范围之内的男性，才可以接受阴茎延长手术。如要求为成年男子、阴茎发育不良，充分勃起后长度不足10cm且不能满足女方性要求者，可做阴茎延长手术，或是阴茎大部分缺损，勃起时长度一般仅为3～5cm者等。

（2）对手术医生的技术要求非常高，担任阴茎延长手术的主刀医生，必须具有深厚的泌尿专科功底和扎实的外科手术经验。

（3）选择正规的医院就诊。

（4）手术前夜及手术当日，患者应仔细进行局部清洗，确保手术卫生。

（5）术后保持会阴部清洁，应禁止抓搔，大小便后均应擦洗干净，防止局部污染。

（6）不要憋尿，避免由于阴茎反复勃起影响伤口的愈合。

225．阴茎部分缺损修复术的适应证、禁忌证分别有哪些？术后的注意事项有哪些？

答：（1）适应证　阴茎缺损造成男性蹲位排尿和性功能障碍，对患者生活和心理带来极大影响者。

（2）禁忌证　会阴区及尿道有炎症者。

（3）术后注意事项

① 麻醉术后护理常规。

② 体位：卧位，全麻后未清醒，去枕平卧位4～6h，头偏向一侧，完全清醒后，以屈髋屈膝卧位为主并绝对卧位休息1周，床上放置支被架，保护伤口，防止伤口受压。阴囊处用"丁"字带将其托起，促进静脉回流，减轻局部水肿。

③ 术后常规禁饮禁食5～7天，或术后第3天适当进无渣流质饮食，控制1周内不排大便。

④ 伤口护理：观察伤口有无渗血渗液，保持局部清洁干燥。观察皮瓣血运情况，注意局部保暖。注意石膏托处皮肤有无被石膏磨破或压疮等异常情况。术后7天拆线，观察1～2天确认伤口愈合良好，排尿功能恢复即可出院。

⑤ 尿管护理：妥善固定，防止脱落。定时行膀胱冲洗，保

持尿管通畅。检查皮瓣完全成活、能顺利排尿，再造尿道愈合良好，即可拔除导尿管。

⑥ 预防感染：遵医嘱用抗生素3～5天。

⑦ 健康宣教：保持会阴及外生殖器的清洁。不要过早性生活，3～6个月后可适当进行，术后1～2周防止阴茎勃起，术后3个月复查，有异常随时复诊。

⑧ 预防出血、感染、阴茎缺血坏死等并发症的发生。

226. 先天性尿道下裂修复的适应证、禁忌证分别有哪些？

答：（1）适应证

① 各种阴茎皮肤为材料的修复术适用于阴茎体型和阴茎阴囊型尿道下裂。

② 阴囊纵隔皮瓣适用于阴茎阴囊交界处尿道下裂，且阴囊发育良好者。

③ 膀胱黏膜适用于尿道下裂修复失败再次成形取材困难者。

（2）禁忌证　会阴部有炎症感染病灶；阴囊毛很多，必须先脱毛才能做尿道成形术。

227. 先天性尿道下裂修复术后的注意事项有哪些？

答：先天性尿道下裂修复术后的注意事项有：

（1）麻醉术后护理常规。

（2）体位卧位，全麻后未清醒，去枕平卧位4～6h，头偏向一侧，完全清醒后，以屈髋屈膝卧位为主并绝对卧位休息1周，局部用支被架保护，可保护伤口，防止被服压迫、摩擦伤口而引起疼痛。侧卧时在两腿间垫一软枕，防止两腿压迫阴囊及会阴部。

（3）局部切口护理。及时清除尿道分泌物，严格无菌操作，用无菌纱布在阴茎腹侧从阴茎根部向尿道外口轻轻挤压尿道，促使分泌物从尿道口排出。注意观察阴茎是否肿胀，保持局部敷料清洁、干燥。术后早期应观察龟头及皮瓣的血运情况等。

（4）引流管的护理。保持留置尿道支撑管和膀胱造瘘管引流通畅，妥善固定，防止牵拉、扭曲、受压和脱落。鼓励患儿多饮水，每日1000mL以上，以起到冲洗膀胱及造瘘管的作用，必要时可经造瘘管冲洗膀胱。引流管应每日更换，引流尿管一般可于术后2周左右拔除。

（5）排尿体位训练。术后拔除造瘘管后第一天，指导患者进行排尿体位训练。采用半坐卧位—半蹲位—直立位练习排尿，直到适应正常的排尿方式。并观察尿线变化，正常排尿应无痛、无障碍，可自主随意进行，若有异常，应及时报告医生。

（6）术后特殊用药。术后若阴茎勃起，可引起切口出血或裂开，不利切口愈合，对8岁以上患儿应用雌激素防止阴茎勃起，并向患儿及家属解释用药必要性。

（7）饮食指导。高蛋白及高纤维素饮食，可多饮蜂蜜水，保持大便通畅。忌食辛辣刺激食物。

228．阴茎再造术的适应证、禁忌证分别有哪些？

答：（1）适应证

① 先天性阴茎发育极度不良或缺如，阴茎勃起时长度和周径均小于4cm。

② 阴茎横断伤，并失去断离部分。

③ 阴茎癌根治术后造成完全性阴茎缺损。

④ 阴茎坏疽。

⑤ 被犬、鼠等动物咬伤阴茎或被子弹伤、切割伤、爆炸伤及撕脱伤造成外伤性阴茎部分或全部缺损。

⑥ 男性假两性畸形。

⑦ 女性变男性的易性癖患者。

（2）禁忌证　瘢痕体质等不适合手术人群；其他术前检查不能进行手术者。

229. 阴茎再造术术后的注意事项有哪些?

答: 阴茎再造术术后的注意事项有:

(1) 术后四周之内注意手术部位的保暖。

(2) 注意导尿管是否通畅。

(3) 术后进食高能量低渣饮食,延缓排便时间。

(4) 术后多饮水,保持身体通畅。

(5) 注意避免手术部位碰撞;术后对阴茎采取限动措施,一个月内避免性交。

(6) 定期复诊。

230. 阴茎再造术的护理措施有哪些?

答: (1) 术前护理

① 完善术前各项检查,了解患者各重要器官的功能及营养情况是否适宜手术。

② 心理护理。此类患者精神比较抑郁,性格孤僻,对手术效果抱有较高希望。患者入院后,护士应主动与患者沟通,消除其紧张感,尊重患者,注意言行,避免在他人面前谈论患者疾病,并与医师配合,让患者了解手术方法和效果,使其对手术有正确的认识。

③ 局部清洁。患者入院后,督促患者每日沐浴,更换内衣裤,保持会阴部清洁。术前3日,每日1～2次分别用肥皂水和清水清洗会阴部、尿道外口及阴囊的皱褶处。术前晨起再清洗1次。

④ 皮肤准备。术前一日剔除术区毛发,上至肚脐,下至股下10cm。备皮时要检查会阴部皮肤有无疖肿、溃烂,如有这些问题要积极治疗方可手术。

⑤ 术前一日嘱患者进流食或半流食,术前一日晚及术晨给予清洁灌肠。

⑥ 协助医师测试供瓣区血管走行及分布,用亚甲蓝绘出,

碘酊固定。

（2）术后护理

① 患者术后需卧床1周，使用支被架避免伤口受压，支被架固定要牢固。

② 供瓣区护理。供瓣区加压包扎，防止血肿和皮片的移位，注意局部是否有血肿，如发现异常应及时处理。

③ 再造阴茎局部护理。带蒂皮瓣再造阴茎：密切观察再造阴茎的血供、颜色和温度变化以及有无渗血，血肿现象，术后24h，每2h1次；术后24～72h，每4h1次。发现异常应及时通知医师全面检查及处理。

④ 饮食。术后5天内进无渣流食，以控制1周内不排便，保持会阴部伤口的清洁。

⑤ 尿管护理。术后要妥善固定引流管，防止脱出，尿袋固定不可高于床面，防止尿液倒流引起尿路感染。要保持尿管通畅，防止其受压、扭曲、折叠，一旦出现阻塞，要及时用无菌0.9%氯化钠注射液冲洗、疏通；要注意观察尿液的颜色和尿量，鼓励患者多饮水，每日饮水量不低于1000mL，达到稀释尿液防止尿管阻塞的作用。尿袋每7天更换一次。

（3）出院指导

① 嘱患者保持会阴及外生殖器的清洁，温水或1：5000高锰酸钾溶液坐浴，每日2次，每次15min，勤换内裤。

② 3个月内避免骑跨动作，保护外生殖器避免外伤。

③ 冬季注意保持会阴部保暖，防止皮瓣遇冷收缩导致排尿困难。

231. 处女膜修补术的适应证、禁忌证分别有哪些？

答：（1）适应证　处女膜已经破裂，确有修补需要者；因性行为、剧烈运动、外伤、不正规的妇科检查等造成的处女膜破裂。

（2）禁忌证　外阴及阴道有炎症者，月经期前、月经期及妊娠期。

232．阴道松弛缩紧术的适应证、禁忌证分别有哪些？

答：（1）适应证

① 陈旧性会阴撕裂；

② 因经阴道分娩后、会阴侧切后伤口愈合差或先天性原因造成的阴道松弛；

③ 由于多种原因导致阴道收缩力下降，性生活不满意者，均可考虑阴道缩紧术。

（2）禁忌证

① 各种阴道炎、外阴炎、盆腔炎和重度宫颈糜烂者。

② 月经期、哺乳期、妊娠期及绝经2年以上患者。

③ 精神病患者。

233．阴道松弛缩紧术术前的检查包括几方面？

答：血常规、出凝血功能及妇科专科检查。

234．阴道松弛缩紧术的护理措施有哪些？

答：阴道松弛缩紧术的护理措施有：

（1）手术结束后阴道内用碘仿纱条填塞，松紧度以不影响血运为度。

（2）术后注意外阴卫生，保持大便通畅，静滴抗生素3天。

（3）卧床休息7天，每天以碘伏清洗切口，7天后拆线。

（4）坚持使用阴道磨具2～3个月，预防阴道瘢痕挛缩。

（5）2～3个月内禁止性生活。

（6）抗感染：术后静滴抗生素3～6天。

235．阴蒂肥大缩小术的适应证、禁忌证分别有哪些？

答：（1）适应证　小阴唇发育过大、颜色过深者；阴蒂包皮过长者；因为阴蒂肥大影响到性生活者；因为阴蒂肥大造成骑车等运动时有局部不适者也可以行阴蒂肥大缩小术。

（2）禁忌证　患有严重性疾病、已怀孕女性不能做阴蒂肥大缩小术；有性病或者阴道炎的女性，应该先治疗好疾病，然后再安排阴蒂肥大缩小术；有高血压等疾病，不适合做阴蒂肥大缩小术；严重宫颈炎患者，不适合做阴蒂肥大缩小术。

236．阴蒂肥大缩小术的护理措施有哪些？

答：阴蒂肥大缩小术的护理措施有：

（1）阴蒂肥大缩小术后除应注意保持外阴部清洁干燥外，每天可用1：5000高锰酸钾液清洗外阴部。或者每天用0.1%的新洁尔灭药水清洗外阴部2～3次。

（2）局部涂抹抗生素药膏，口服抗生素等。

（3）一般是术后7天拆线，在拆线后两周内应禁止性生活。

（4）注意饮食，不要吃辛辣及刺激的食物。

237．小阴唇肥大缩小术的适应证、禁忌证分别有哪些？

答：（1）适应证　双侧或者单侧小阴唇肥大者；小阴唇发育过大、颜色过深；影响性生活及骑车等运动。

（2）禁忌证　患有严重性疾病、已怀孕女性；有性病或者阴道炎的女性，应该先治疗好疾病，然后再安排小阴唇肥大缩小术；有高血压等疾病；严重宫颈炎患者。

238．小阴唇肥大缩小术的护理措施有哪些？

答：小阴唇肥大缩小术的护理措施有：

（1）小阴唇肥大缩小术后一周内不可剧烈运动，留意避免大便过于干燥；术后一周拆线；

（2）保持小阴唇肥大缩小术手术部位清洁，防止被感染，假如伤口上有血痂或分泌物可用无菌盐水擦拭切口，外涂抗生素软膏以保持外阴洁净干燥；

（3）小阴唇肥大缩小术后可对局部伤口加压包扎或用冰袋冷敷，但压力不宜大，术后一旦发生出血不止和严重血肿，应及时到医院复诊；

（4）术后应有安静舒适的环境休养；

（5）小阴唇肥大缩小术当日伤口会有些疼痛但随着时间的推移会逐渐减轻。患者不要急于吃阿司匹林类药物，避免会加重伤口出血；

（6）忌食刺激性食品如辣椒等；

（7）严格遵医嘱服药及复诊；

（8）术后7天之内尽量避免手术部分沾水；

（9）术后6周内禁性生活。

239. 何谓先天性无阴道?

答：本病系胚胎在发育期间受到内在或外界因素阻扰，亦可能由于基因突变（可能有家庭史）引起副中肾管发育异常所致。以正常女性染色体核型，全身生长及女性第二性征发育正常，外阴正常，阴道缺失，子宫发育（仅有双角残余），输卵管细小，卵巢发育及功能正常为特征的Rokitansky-Kustner-Hauser综合征患者为最多见。睾丸女性化（雄激素不敏感综合征）患者较为少见。很少数为真两性畸形或性腺发育不全者。

240. 阴道再造手术的适应证、禁忌证分别有哪些?

答：（1）适应证　先天性无阴道或阴道闭锁；真两性畸形，性别取向女性；男性假两性畸形，性别取向为女性；睾丸女性化综合征；变性手术。

（2）禁忌证　性别取向未确定；外阴皮肤感染。

241. 阴道再造手术的护理措施有哪些?

答：阴道再造手术的护理措施：

（1）术前护理

① 完善术前各项检查，了解患者各重要器官的功能及营养情况是否适宜手术。B超检查患者子宫及双侧卵巢情况。

② 心理疏导。先天性无阴道患者大多在青春期发现患此病，认为自己存在生理的异常和生育的缺陷，害怕受到轻视，应建立尊重、理解、同情、信任的护患关系。护理操作及换药时注意遮挡，尊重隐私。严格执行医疗保护制度，不传播患者隐私，不随意介绍病情，同时鼓励和指导患者家属给予其心理、生理及经济上的支持。及时对患者及其家庭成员讲解术前必要的准备，术后可能的并发症，使其客观地认识手术效果。

③ 肠道准备。术前3天开始流质饮食，术前1日晚及术日晨清洁灌肠，术前6～8h禁饮，8～12h禁食。

④ 皮肤准备：术前1日剃除阴毛，观察术区皮肤的完整性，术前1日晚及术日晨用水清洗会阴部，并更换干净内裤。

（2）术后护理

① 饮食护理。术后7日进无渣流食，如牛奶、汤、粥水等；7日后进半流食，逐步过渡为普食。患者术后首次排便困难时可使用外用肠道润滑剂，如开塞露。

② 腹部胀气的护理。术后腹部、肛门至会阴均有敷料加压包扎，肠蠕动减慢，为避免腹胀，可按摩、热敷腹部，必要时遵医嘱给予留置肛管或肌注新斯的明以缓解腹胀。

③ 会阴部护理。严密观察会阴部敷料有无渗血、松脱。保持尿管通畅，每周更换一次尿袋，术后6～10天拔管。指导患者排尿时用手向里按压阴道模型，以免模型滑脱。

（3）出院指导

① 向患者宣教，为了防止再造阴道狭窄、粘连，应坚持使用模具，使其明确重要性，指导患者掌握消毒、使用模具的方法。术后1个月内，阴道内的软模具不取出，每日自行用卵圆钳

取出软模具内纱布，用0.05%醋酸氯己定50～100mL冲洗腔穴，然后用卵圆钳将无菌纱布填塞到软模具内。卵网钳保持清洁，每日用开水煮沸10min后备用。遵医嘱使用硬质模具后，每日将硬模具取出，清洗干净，用0.05%醋酸氯己定冲洗后放入，放入时尽量向内插入，但动作要轻柔，不能强行插入。每次排便时，用手按住模具，以防模具滑脱。使用模具期间，应穿弹力裤或带丁字带，保持模具的顶压状态。有固定性生活后，可逐渐减少或停止使用模具，无性生活者，术后6个月内每日使用，6个月后改为每晚使用。

②复查：术后1个月来院复查，检查阴道上皮生长情况、再造阴道有无狭窄、缩短。如再造阴道无出血、破溃等并发症出现，可以将软模具更换为硬质模具。3个月后再次复查，若上皮生长完好可行性生活，以后分别于半年、1年来院复查。

③会阴部自我护理：保持会阴部清洁。开始使用硬模具后，停止阴道冲洗，每日用1∶5000高锰酸钾液坐浴，每次10～15min，阴道上皮生长完好后，每日用温水清洗会阴部即可。

242．何谓肛门失禁？

答：肛门失禁是排便功能紊乱的一种症状，患者失去控制排气、排便的能力。发病率不高，不直接威胁生命，但造成身体和精神上的痛苦，严重地干扰了正常生活和工作。

243．肛门失禁有哪些类型？

根据失禁的程度不同，可分为完全性失禁和不完全失禁两种。

（1）完全性失禁：肛门不能控制干便、稀便及气体的排出。

（2）不完全失禁：仅能控制干便，而不能控制稀便和气体排出，按失禁的严重程度可分为三度。一度，粪便偶然污染内裤；

二度，不能控制粪便漏出经常污染内裤，并伴有气体失禁；三度，完全失禁。

244．肛门失禁常用的手术方法有哪些？

答：肛门失禁常用的手术方法有：肛管括约肌修补术；括约肌折叠术；皮片移植肛管成形术。

245．肛管括约肌修补术有哪些术前准备？

答：肛管括约肌修补术术前准备：

（1）完善术前各项检查，了解患者各重要器官的功能及营养状况是否适宜手术。

（2）心理护理。消除患者紧张心理，给予心理安慰和支持，帮其树立信心，配合治疗和护理。

（3）皮肤准备。术前一日备皮，保持会阴及肛门皮肤清洁干燥。

（4）肠道准备。术前3天口服肠道抑菌药，流质饮食，术前一日晚及术日晨清洁灌肠。术前12h禁食，6～8h禁饮。

（5）精神紧张难以入睡者，术前晚睡前可遵医嘱给予镇静药。

246．肛管括约肌修补术的护理措施有哪些？

答：肛管括约肌修补术的护理措施有：

（1）术区护理。严密观察术区敷料有无渗血、松动。注意观察肛门周围分泌物、排泄物的性状，如有异常，及时通知医师。

（2）肛管护理。术后放置肛管者，严密观察肛管固定情况，患者自主排气后可拔除。

（3）饮食护理。术后7天内进无渣流食，尽可能使患者在术后7天内排便。

（4）皮肤护理。保持会阴及肛门皮肤清洁干燥，要随时更换污染的衣物和被单。

（5）保持室内空气新鲜、经常通风。

（6）保证患者每天摄入充足的液体。

247．简述肛管括约肌修补术出院康复指导？

答：肛管括约肌修补术出院康复指导包括：

（1）帮助患者重建排便的能力。指导患者进行肛管括约肌和盆底部肌肉收缩锻炼，或重建肌肉的收缩与肛门收缩之间的配合训练。指导患者试做排便动作，先慢慢收缩肌肉，然后再慢慢放松，每次10s，连续10次，每次锻炼20～30min，每日数次，以患者不感到疲劳为宜。常吃粗纤维食物，保持大便通畅。

（2）饮食注意。粗纤维饮食，保证排便通畅。

（3）不适随诊。

第十一节　形体雕塑

248．体型的定义是什么？体型分哪几类？

答：体型：指身体的外形特征与体格类型的总称。体型美是指人体的整体指数合理和人体各部位之间的比例关系恰当，形成优美和谐的外观体征。构成体型的生物学基础则是骨骼的发育、肌肉的形态和脂肪积累度等三大因素。

（1）一般分类法　根据体型特征及肌肉与脂肪积累多少分为瘦长型、中间型及肥胖型三种。

① 瘦长型：其特点为骨骼细长，肌肉不发达，皮下脂肪少，因而显得身体瘦长；体重较轻，颈部细长，肩围宽度小，面部瘦而窄，呈卵圆形。

② 肥胖型：其特点是骨骼粗壮，肌肉发达，皮下脂肪组织丰厚，故显得身体肥胖，体重较重，颈部粗短，肩宽，胸部短宽而深厚；胸围大，肋弓下角呈钝角；腹部长，四肢粗壮，较为

短；头部宽大，面部宽阔。

③ 中间型：其特点是骨骼粗细适中，肌肉发达，皮下脂肪适量，身体均匀，比例恰当，介于瘦长型和肥胖型之间。

（2）按人体脂肪储积量和肌肉发达程度分类法

① 瘦弱型：体质瘦，体重轻，皮下脂肪少，肌肉不发达，头小，颈细，肩窄，胸部狭长而扁平，胸围小，肋间隙大，女性乳房不丰满，四肢细，手足小。

② 匀称型：介于瘦弱型与健壮型之间，皮下脂肪薄，肌肉欠发达。

③ 健壮型：体质健，稍高于平均体重，皮下脂肪丰满，肌肉发达，头大，颈粗，四肢发达，手足粗大。

④ 肥胖型：介于健壮型和特胖型之间，肌肉和骨骼发育与健壮型相似，但脂肪含量超过正常标准，男性脂肪含量25%以上，女性30%以上。

⑤ 特胖型：皮下脂肪超常沉积，肌肉发育和骨骼发育与皮下脂肪不成比例，头大，颈部长度几乎消失，腹部突前，腿间隙消失，女性脂肪含量达到50%。

（3）克雷奇摩尔分类法

① 肥胖体型：特征是身体肥胖，头呈圆形，颈部粗短，胸廓宽大，腹部发达，腰围大，四肢粗短。

② 瘦长体型：特点为身体的各部位较长，头部小，颈细长，四肢也细长，胸部扁平，肌肉纤细弱，皮下脂肪少。

③ 运动体型：其特点是身材中等以上，肌肉隆起，颈长而细，肩宽，胸部发育好，下腹扁平，腰部较细，四肢粗大，发育匀称。

（4）身高体重系数分类法　根据人体身高体重系数对体型进行分类。身高体重系数＝体重（g）/身高（cm）。

① 正力体型：体格匀称，骨骼粗细中等，腰腹长度中等。男性系数值约为360，女性约为350。

② 超力体型：身材较矮，四肢短小，颈粗，肩宽，胸廓宽，皮下脂肪多。男性系数值多超过450，女性也在420以上。

③ 无力体型：身材细高，四肢修长，颈细，胸廓狭长而扁平。男女系数均低于300。

249．影响体型的因素有哪些？

答：（1）性别因素 男女性别差异在体型上表现得比较明显，概括起来性别对人的体型影响主要有：男性身材较女性身材高大，平均高10cm；男性肩膀平而宽，女性肩膀圆而狭；女性髋部较宽，男性髋部狭于肩宽；女性腰臀围大于男性腰臀围；女性皮下脂肪多于男性，身体线条柔和；男性则肌肉丰满显得有力；男性颈较粗，女性颈较细。按身体比较来说，男性腿脚较长，女性则相反，女性大腿根部显得宽。男性臂长，手较粗大；女性臂短，手指细而小，肘部弯曲度大，上臂较男性贴近身体侧面。男性胸部较宽，胸腔大；女性胸部较厚，胸腔较男性小；女性臀部向后上翘；男性脂肪集中于腹部和髋部，女性脂肪多集中在腹部、臀部、乳房上、腰部及背部，形成丰满的曲线美。

（2）年龄因素 人体的体型随年龄的变化而变化。其中变化最大的是头部和躯干及四肢的比例。人至更年期后体重增加，使体型显得臃肿，至老年后背部弯驼，肌肉萎缩。人体不同时期的体型变化，在发育过程中以头、身高和躯干的宽度变化较大，胸部和肩宽在发育的过程变阔，进入老年后人身高变矮，腰围变粗。

（3）遗传因素 遗传是决定体型的主要因素，特别对身高和体重影响最大。遗传对男性的身高影响为75%，对体重的影响为63%；对女性身高的影响为92%，对体重的影响为42%。在日常生活中可以看到下述情况：父母都胖的家庭子女多半为肥胖型；父母为瘦高型的子女亦多呈瘦高型。

（4）营养因素 营养是保证人类生存的必要条件。人的健康发育需要合理的营养结构。不仅人体基础代谢和能量代谢需要营养，日常生活所需要的物质供应和脂肪蓄积、肌肉发育都依赖于营养供给。营养直接影响人体体型的形成，特别对青少年的发育成长尤为重要。

（5）锻炼因素　体型可以通过后天锻炼获得改善。体型可塑性最大的时期是青少年时期，经常参加体育锻炼，可以使人长高，而且还可以改变肌肉和骨骼的质量，使身体结实丰满。进入成年期后，骨骼发育已定型，四肢及身高无法改变，但仍可通过锻炼调整肌肉及脂肪的比例关系，通过对其控制，减轻体重，从而塑造健美的体型。

（6）地理因素　中国人的体型特征还受到地域因素影响，和当地的气候、日照及居住地域饮食习惯有关。北方人身材相对高大，南方人矮小一些。

250．现代女性健美的标准是什么？

答：现代女性健美的标准是：骨骼发育正常，身体各部分之间比例适宜匀称，站立时，头、颈、躯干和脚的纵轴在一垂直线上，头、躯干、四肢比例及头、颈、胸的连接适度，上下身比例符合"黄金分割"定律，体态丰满而无肥胖臃肿感；眼睛有神，五官端正，肤色红润有光泽，整体看，无粗笨、虚胖或纤细、重心不稳、比例失调、形态异常的感觉。双肩对称，稍宽微圆，略显下削，无耸肩或垂肩之感，具有正常的生理曲度，乳房丰满而不下垂，腰细而有力，微呈圆柱形；腹部扁平，腰围比臀围细约1/3，臀部圆满而不下垂。下肢修长，无头重脚轻之感；大腿线条柔和，小腿腓肠肌位置较高而不突出，足弓高，两腿并拢时正视和侧视均无屈曲感，肌肉富有弹性，能显示出人体形态的强健协调。

251．皮下脂肪厚度检测有几种方法？

答：皮下脂肪厚度检测有3种方法：

（1）静态掐捏试验

① 手掐法 用左手拇指和食指将测量部位皮肤和皮下组织掐起,捏起皮肤相距5cm左右,捏皮肤压力要适中,不宜过大或过小,连续三次,取其平均值。一般部位以术区皮肤为准。术中用捏指法可对比吸脂情况。

② 卡尺法 测量者在受测者被测部位用左手拇指及食指在该处皮肤及皮下脂肪全层捏起,右手持卡尺或其他测量尺,将卡尺两脚插进捏起的皮褶两边至底部,卡尺两脚与皮肤密切接触,测量其厚度并记录。

(2)动态掐捏试验 即掐捏试验时深层肌肉收缩,这样可排除深层组织,较准确测量脂肪厚度。脚尖着地两腿分开臀部收缩,可检查腰部脂肪垫的厚度。"骑士臀"的检查需收缩臀部,使脂肪沉积提高移向内侧靠近臀部;假性"骑士臀"由皮肤的松弛形成"手风琴"样褶皱和臀部、股部过重下垂导致,动态掐捏试验时消失。

(3)调整试验 调整试验适用于股外侧脂肪堆积,检查时提升收缩臀部肌肉和皮肤,此时"骑士臀"消失,说明该畸形由于站立时臀部内、外侧皮肤下垂造成,此时应抽吸臀部脂肪而非股部。

252. 皮肤弹性质量的检查有几种方法?

答:皮肤弹性质量的检查有3种方法:

(1)回缩实验 提起皮肤后,松开皮肤观察皮肤的回弹速度,速度快者弹性好。如果提起皮肤后,松开皮肤后捏起的褶皱持续一段时间,则皮肤弹性差。

(2)叩击实验 叩击术区突起部位。皮肤紧密不坚硬,张力性好即为理想状态,提示皮下脂肪紧实不易移动;如果出现漂浮感或凝胶样颤动者则较差,术后可出现皮肤下垂和褶皱。

(3)腹直肌分离试验 检查是一手置于腹正中,嘱患者头颈部抬起,在腹直肌紧张情况下,可检查腹直肌分离与否。

253．现代脂肪抽吸技术的辅助设备有哪些？

答：现代脂肪抽吸技术的辅助设备有3种：

（1）负压脂肪抽吸系统　由真空泵负压装置、连接导管和各种型号金属吸管三部分组成。

（2）超声脂肪塑形系统　利用超声振荡将细胞震碎，再挤出或吸出，理论上不损伤血管神经。

（3）电子医学脂肪抽吸系统　在两个电极之间产生一个高频电场，依靠此高频电场使局部过多的脂肪组织团破碎，液化为乳糜样，并将其吸出。每治疗1h，理论上可吸出脂肪1kg。

254．除脂手术分哪几类？如何选择手术方式？

答：除脂手术分类及其选择：

（1）脂肪抽吸术　脂肪抽吸术又称闭合式减肥术。此项技术的发展过程是从单纯刮除术及负压吸引，再发展为快速吸引。通过一种金属管进入皮下进行吸引，将皮下脂肪抽出，一般都选择较隐蔽部位的切口，切口长0.5～1cm将吸管置入皮下完成。而近年来肿胀麻醉的使用，对负压抽吸的损伤大大减轻，出血量明显减少，已成为当今一种较为主流的方式，适合多数以减肥和塑形为目的的求美者。

（2）开放式减肥　一项较为古老的术式，医源性创伤大，并发症发生相对脂肪抽吸术高。少数可出现严重并发症甚至死亡，临床上分为：①全腹壁成形术；②下腹壁成形术；③倒状上腹壁成形术；④单纯皮肤脂肪浅筋膜切除术。

（3）联合术式　即上述两种术式联合进行。目前比较流行的是选择脂肪抽吸，同时辅以进行皮肤脂肪筋膜切除。大多数患者以脂肪抽吸，即脂肪全层抽吸为首要选择。对有明显腹壁松弛和皮肤呈裙样或囊袋样改变者，采用腹壁成形、皮肤脂肪切除或同时进行脂肪抽吸。

255. 何谓注射器吸脂术？有何优点？

答：是负压抽脂术的一种，出现于20世纪80年代，成熟于90年代。

优点：①失血量少；②术后效果好；注射器抽吸管细，计算精确，术中可以精确地掌握各部位的脂肪抽吸量，有利于达到对称和均匀的效果；③并发症少；注射器脂肪抽吸术更符合无创原则，术后并发症少且轻微；④设备简单，成本低，简单经济；⑤抽吸脂肪可利用；注射器法负压低，抽吸的脂肪呈颗粒状，损伤小，污染机会少，可用于自身脂肪颗粒注射移植。

256. 除脂手术术前禁忌与注意事项有哪些？

答：除脂手术术前禁忌及注意事项是：

（1）除脂手术为有创手术，其安全保障取决于受术者的健康状况及切除和吸收量。术前应对受术者进行全面的身体检查，追问其病史，对其重要的脏器功能进行全面评估，如心血管功能，排除手术风险。

（2）对中、重度肥胖求术者，需特别注意鉴别病态性肥胖。及时纠正原发疾病。

（3）对有吸烟嗜好的患者至少术前、术后忌烟2周。

（4）对长期使用抗凝药、血管扩张药剂激素类药物的患者，须在术前1～2周停药。

（5）需对除脂部位各数据进行测量。

（6）术前须站立标出抽吸范围、抽吸部位、选择的切口，并要注意皮下重要神经血管走行。

（7）手术当天静脉输入糖盐水或林格液1000～1500mL，以避免在脱水状态下手术，可减少术后深静脉血栓的发生率。

257. 脂肪抽吸术的适应证如何判断？

答：（1）脂肪堆积的部位、性质和程度 脂肪减肥是达到体型塑形减肥的目的，重在体型修善，易立竿见影，但非减肥治疗的理想方法，更非肥胖性疾病治疗的主要方法。因此，对全身性肥胖、病态性肥胖，吸脂减肥不适宜，对中、重度肥胖求术者，需特别注意鉴别是否为病态性肥胖，对病态性肥胖术者要特别加以说明，更重要的是治疗原发性疾病。虽然，几乎全身各个部位均可以吸脂，但有些部位在脂肪抽吸时仍需特别注意，如腹正中两侧，相当于腹直肌前鞘的纵形区域，在进行脂肪抽吸时，注意不要损伤该区的血管和淋巴管。

（2）全身健康状况　无重要脏器如心、脑、肝、肺等病变；为非瘢痕体质；无皮肤病和血液系统疾病；高血压、糖尿病等经内科治疗已得有效控制后方可手术。

（3）年龄　适宜年龄为18～55岁。55岁以上者，有明显腹壁皮肤松弛和皮肤呈裙样或囊袋样改变者，采用腹壁成形，皮肤脂肪切除或同时进行脂肪抽吸。

（4）心理状况　随着社会的进步和医学模式的转变，了解并掌握要求美容求术者的心理状况和求医动机，已成为评价手术效果的标准之一。术前须了解求术者的要求、动机，排除存在异常心理状态者。应讲清吸脂术的预期效果，也应告知手术技术的局限性和并发症，这样可避免一部分适应证的选择错误，也使求术者有了必要的思想、心理准备。

258. 脂肪抽吸术可以用于哪些部位的塑形？

答：（1）腹部　为最常用的部位，尤其是下腹部局限性肥胖者效果较理想。但腹壁皮下血管丰富，术后注意加压包扎，预防血肿形成。

（2）臀部　可缩小臀围，改善臀部外形，也可与臀部皮肤组织切除术联合使用，期待获得满意效果。

（3）大腿部　大腿内外侧均适宜。

（4）乳房区　乳房的外下侧常积存过多脂肪，只要局部皮肤弹性好，就适宜做此手术，术后效果也理想。

（5）腋前区　也是脂肪抽吸的适宜部位，如有腋臭者可同时进行手术，但注意不要伤及血管、神经。

（6）上臂区　上臂脂肪过多者，多伴有全身肥胖，另外局部脂肪抽吸后，易发生皮肤松弛应引起注意。

（7）颌下区　该处也是脂肪容易积存的地方，脂肪抽吸后皮肤松弛，因此配合皮肤切除术同时进行效果更好。

259．吸脂术后的并发症有哪些？如何处理？

答：（1）局部并发症

① 血肿：少量出血形成的皮下瘀斑，一般不要特别处理，可待其自行消退。小的血肿也可待其自然吸收。对于大的血肿，可通过穿刺进行抽吸治疗，并再次引流加压包扎。对于发展迅速的血肿应做切开止血，尤其对反复出现的血肿要注意预防形成假性滑膜囊的可能，一旦形成，则需予以囊壁切除破坏之，使皮肤与皮下组织产生良好的愈合。

② 皮肤坏死：小面积的皮肤坏死经切除坏死组织后，使创面二期愈合，无需植皮。大面积皮肤坏死，采用局部皮瓣转移或皮片移植予以修复。

③ 术区表面不平整：主要表现为术区波浪形凹凸不平，与手术者操作经验不足有关。

④ 切口感染、瘘和慢性感染：a.切口感染或延期愈合，主要与手术中无菌操作不严格有关，也由于吸头反复摩擦及负压直接吸引严重损伤切口边缘所致。术中应加强无菌操作，术后彻底引流渗出液并预防性用抗生素。在操作过程中，吸管进出皮肤切口时应关闭负压。b.瘘和慢性感染：瘘常发生在局部感染和伤口经久不愈合时，多由异物引起。为减少感染发生，术前、术中、术后应常规静脉输入抗生素。一旦发生瘘和局部感染，常规切除瘘管和局部感染区，多数可一期愈合。

⑤ 麻醉液中毒：术中引流管要放置足够深，术后24h内不要加压过紧，保证引流通畅。

⑥ 长期水肿：多数在术后3～4个月方可恢复，可采用超声波和理疗等辅助治疗。

⑦ 淋巴漏：术后抽吸露出的淋巴液并加压包扎。

⑧ 色素沉着：术后4～6个月在损伤组织修复、色素开始消退的同时，可采用超声按摩、理疗等辅助治疗措施，并避免暴晒。

⑨ 两侧不对称：一旦发生两侧不对称，可二次抽吸加以纠正。

⑩ 瘢痕：一旦发生，除常规处理瘢痕外，可行超声、按摩等辅助治疗。

⑪ 坏死性筋膜炎：及时进行清创，使用广谱抗生素和支持治疗。避免发生坏死性筋膜炎的关键是术前充分准备，术中严格无菌操作，术后使用抗生素预防感染。

（2）全身并发症

① 脂肪栓塞综合征：术中和术后采用三联处理方案。

a.给予充足的血容量：由于禁食5～7h，已有1000～1500mL液体丧失，加之大量的脂肪抽吸和手术分离，引起有效循环量的丧失。因此术前补给林格液12～15mL/kg，及1000～1500mL林格液。手术抽吸2h要维持尿量在300mL，作为手术输液的标准之一。输液量应为抽吸量的2～2.5倍，以林格液为主，方能保证充足的血容量。

b.乙醇的静脉输入：其作用是扩张血管、渗透性利尿、对抗血小板聚积，溶解脂肪为脂肪酸。一般常利用5%的乙醇葡萄糖溶液输入，35～50g时作用最大。血液中乙醇浓度不超过0.8%（质量分数）。

c.早期活动：无论门诊或者住院患者，均应适时下地活动，卧床患者也应采用多种体位。具体措施为：

·及时发现呼吸困难，及时处理；

·松解腹部压力包扎，增加腹式呼吸力度；

·持续给氧。此类患者术后以腹式呼吸为主，胸式呼吸较弱，由于手术区域在腹部，术后有加压包扎，限制了腹式呼吸，胸式呼吸又不能完全代偿，因而引起术后慢性缺氧。

② 静脉血栓形成和肺动脉栓塞：根据患者的体重每日静脉内给予肝素5000～10000u，疗程为8～10天，然后口服双香豆素6周。治疗期检查促凝血酶原活性，其值应为正常人2倍才有治疗效果。

③ 术后贫血：如抽吸范围较大，一次抽吸量较多，术中、术后应适当输血。

④ 死亡：同其他整形手术相比，脂肪抽吸术死亡率较低，通常由肺栓塞、严重呼吸感染、呼吸系统疾病引起。

260. 脂肪抽吸术的护理措施有哪些?

答：脂肪抽吸术的护理措施：

（1）术前护理 同腹壁成形术的术前护理。

（2）术后护理

① 嘱其术后24h尽量卧床休息，行大腿、小腿吸脂术应适当提高患肢，24h后应尽量避免活动，一般在术后三周可恢复正常活动。

② 注意观察伤口有无渗血及血肿，发现外敷料有鲜血浸染及时报告医生，予以术区更换敷料并加压包扎，术后三天内要换药1次，如有引流条，于3天后拔除。

③ 并发症的观察及护理：

a.皮肤瘀斑及血肿：术后急需限制受术者的活动，加压包扎术区，以防止血肿发生。

b.皮下积液：观察细致部位有无局部肿胀，在体位改变时有无波动感。包扎术区敷料加压固定，如有积液，可在医生指导下予7号针头抽吸积液后加压包扎。

c.皮肤坏死：随时观察术区皮肤颜色，发现紫绀等及时报告医生进行处理。

d.脂肪栓塞：吸脂术的最严重并发症。术后3日均应严密观察受术者体温、是否烦躁不安、心慌胸痛、呼吸困难等，如有以上症状，须通知医生立即处理。

④ 术后常规用抗生素3～5天，预防感染。

⑤ 根据不同部位决定拆线时间，一般腰腹部7天，大小腿10～12天。

⑥ 康复指导：吸脂术后应配穿一定压力弹力衣3～6个月，每天6～8h，以帮助塑形。如术区感觉麻木，质地较硬，均属正常现象，可在3～6个月恢复。

第十二节　瘢痕与瘢痕疙瘩

261. 瘢痕是如何形成的？

答：当组织由于创伤时部位的原有组织不能再生，将由纤维细胞、胶原以及增生的血管所取代，这样就出现了瘢痕。实际上也可以说，瘢痕是机体对组织损伤产生的一种修复反应。

262. 瘢痕在临床分哪几类？有何特点？

答：（1）表浅性瘢痕　皮肤受轻度擦伤，或由于浅Ⅱ度灼伤，或皮肤受表浅的感染后所形成的，一般累及表皮或真皮浅层。临床表现为外表稍异于正常皮肤，表面粗糙或有色素变化，局部平坦、柔软，一般无功能障碍，随着时间的推移，瘢痕将逐渐不明显，因此不需要特殊处理。

（2）增生性瘢痕　凡损伤累及真皮深层，如深Ⅱ度灼伤、切割伤、感染、切取中厚皮片后的供皮区等，均可能形成增生性瘢痕。临床表现为瘢痕明显高于周围正常皮肤，局部增厚变硬。在早期因有毛细血管充血,瘢痕表面呈红色、潮红或紫色。在此期间,痒和痛为主要症状,甚至因为搔抓而致表面破溃。于环境温度增高、情绪激动或食辛辣刺激食物时症状加重。增生瘢痕往往延续数月或几年以后,才渐渐发生退行性变化。充血减少,表面颜色变浅,瘢痕逐渐变软、平坦,痒痛减轻以致消失,这个增生期的长短因人和病变部位不同而不同。一般来讲,儿童和青壮年增生期较长,而50岁以上的老年人增生期较短;发生于血供比较丰富如颜面部的瘢痕增生期较长,而发生于血供较差如四肢末端、胫前区等部位的瘢痕增生期较短。增生性瘢痕有时虽可厚达2cm以上,但与深部组织粘连不紧,可以推动,与周围正常皮肤一般有较明显的界限。增生性瘢痕的收缩性较挛缩性瘢痕为小。因此,发生于非功能部位的增生性瘢痕一般不致引起严重的功能障碍,而关节部位大片的增生性瘢痕,由于其厚硬的夹板作用,妨碍了关节活动,可引致功能障碍。位于关节屈面的增生性瘢痕,在晚期可发生较明显的收缩,从而产生如颌颈粘连等明显的功能障碍。

(3)萎缩性瘢痕　发生于大面积Ⅲ度灼伤、长期慢性溃疡愈合后,以及皮下组织较少部位如头皮、胫前区等受电击伤后的患者。一般损伤较重,累及皮肤全层及皮下脂肪组织。临床表现:瘢痕坚硬、平坦或略高于皮肤表面,与深部组织如肌肉、肌腱、神经等紧密粘连。瘢痕局部血液循环极差,呈淡红色或白色,表皮极薄,不能耐受外力摩擦和负重,容易破溃而形成经久不愈的慢性溃疡。如长期时愈时溃,晚期有发生恶变的可能,病理上多属鳞状上皮癌。萎缩性瘢痕具有很大的收缩性,可牵拉邻近的组织、器官,而造成严重的功能障碍。

(4)瘢痕疙瘩　瘢痕疙瘩实质上是皮肤上的一种结缔组织瘤,是以具有持续性强大增生力为特点的瘢痕,其发生具有明显的个体差异。特点:

① 全身因素可能起主要作用,尤其是特异性身体素质因素,

这种因素有时还表现出遗传的特点。大部分瘢痕疙瘩通常发生在局部损伤1年内，包括外科手术、撕裂伤、文身、灼伤、注射、动物咬伤、接种、粉刺及异物反应等。这些患者的瘢痕疙瘩常与皮肤损伤的轻重程度无明显关系，甚至轻微外伤，如蚊虫叮咬、预防接种等针刺伤都可形成瘢痕疙瘩。因为损伤很轻微，许多患者的原发病史可能被忘记。

② 种族差异：据统计分析，深肤色较浅肤色人种的瘢痕疙瘩发生率高6～9倍。可能与促黑素细胞激素的异常代谢有关。

③ 显著的好发部位：常见于胸骨炳、肩三角肌部、耳郭、下颌、上背部。

④ 病变漫长，长势多年不衰，随病变进展，瘢痕超出原有基底逐渐向四周正常皮肤浸润扩大。

263. 何谓瘢痕疙瘩？

答：瘢痕疙瘩是皮肤伤口愈合或不明原因所致皮肤损伤愈合后所形成的过度生长的异常瘢痕组织，目前学术界认为各种原因导致的瘢痕如具有以下特点，可诊断为瘢痕疙瘩：①病变超过原始皮肤损伤范围；②呈持续性生长；③高起皮肤表面、质硬韧、颜色发红的结节状、条索状或片状肿块。

264. 瘢痕的预防措施有哪些？

答：瘢痕的预防方法：

（1）瘢痕疙瘩继发于外伤、手术外，尚多见于预防接种、虫咬、痤疮及不明原因所致的皮肤损伤，一定要增强体质、强化个人卫生、增强安全意识，尽可能减少皮肤损伤。一旦皮肤受到损伤，应选择正规医院和有经验的医师，积极采取措施，尽可能减轻或减少瘢痕疙瘩的发生机会。

（2）瘢痕形成前的预防：①治疗因素性瘢痕的预防，主要是指手术引起，预防的具体措施是"五无加两适当"，即：无菌原则、无创技术、无张力、无异物、无死腔、手术方法得当与手术时机合适。②非治疗因素性瘢痕的预防，是指外伤、烧伤引起的瘢痕，这类损伤往往较重，且均伴有不同程度的感染。所以对这类损伤瘢痕预防的重点是预防和控制感染，给创面愈合创造良好的条件，尽早封闭创面。

（3）瘢痕形成期的预防：瘢痕虽已形成，但此时采取一些措施对瘢痕的生长仍会有一定的抑制作用，可降低瘢痕形成的程度，减少瘢痕对机体造成的危害。主要方法有：加压疗法、药物疗法、放射疗法、物理疗法和功能康复综合疗法。详见上述瘢痕的治疗方法。

265. 瘢痕非手术疗法有哪几种方法？

答：瘢痕非手术疗法有：

（1）**药物疗法** 分为全身用药、瘢痕表面外用药物和瘢痕内注射药物三类。

① 瘢痕治疗全身用药常用的是积雪苷片，特点是用药时间较长，效果较缓慢。

② 常用的外用药物是复方肝素钠尿囊素凝胶、积雪草苷软膏、丹芎瘢痕涂膜及瘢痕止痒软膏等，适用于各种瘢痕，对儿童及不能耐受其他治疗之痛的患者特别适宜。

③ 常用的瘢痕内注射药物是长效肾上腺皮质激素或以其为主的多种药物，一般用于小面积增生性瘢痕和瘢痕疙瘩。随着药物注射方法的改进，药物注射治疗瘢痕疙瘩的面积愈来愈大。治疗瘢痕疙瘩比较常用的药物是皮质类固醇激素类药物、生物制品类药物、抗肿瘤类药物、中药等，多选择以皮质类固醇激素类药物（曲安奈德）为主的2～3种药物混在一起使用，1～4周注射1次，4～8次为1个疗程。

（2）**放射疗法** 浅层X射线和β射线均可使成纤维细胞数量大幅度地减少，功能受到损害，胶原纤维和基质的合成减少，胶原纤维的分解增多，使瘢痕得以变平、变软。β射线有90Sr、32P等同位素敷贴和电子线照射等方法，其中以电子线照射剂量稳定、可控、安全为最好。该法主要适用于不愿手术或不宜手术的瘢痕疙瘩和增生性瘢痕。治疗方法：每1～2周照射一次，每次300～500rad（1rad＝10mGy），连续4～6次为一个疗程，如有必要，间隔1～2月可重复照射。目前多用于瘢痕疙瘩术后复发的预防，并主张术后24h内开始应用，一般在2周内给予1200～1500rad。注意事项：放射治疗的不良反应主要有色素沉着、局部瘙痒、感觉障碍或疼痛感。为减少放疗副作用的发生，应注意：①避免深部组织及非病变部位的照射；②严格掌握剂量，特别是单次剂量，尽可能采用小剂量、长疗程的方案；③头面部、躯干和近脊柱等部位选用穿透力弱的β射线；④眼睑和眼周放疗时，应特别注意对眼的保护；⑤肛门、会阴、阴囊、阴茎等部位放疗时，应注意保护儿童及生殖年龄男性的睾丸；⑥在儿童时期，胸腺、乳腺及甲状腺部位应避免应用穿透性强的X射线进行治疗；⑦对范围大或不在一个平面上的皮损进行分野照射时，应使照射野内的照射剂量分布均匀，并注意避免重叠照射；⑧在放射治疗期间及照射后的3个月内，应避免各种物理因子（如日晒、热水烫洗）和化学因子（如药物中的煤焦油、水杨酸、碘酊等）的刺激。

（3）加压疗法　以弹性织物对伤口愈合部位持续压迫而达到预防和治疗瘢痕增生的方法，称加压疗法。主要适用于包扎部位的增生瘢痕，特别是全身大面积的增生性瘢痕，也可作为瘢痕疙瘩手术或放疗后的辅助治疗措施。使用原则是一早、二紧、三持久。一早：在创面愈合后尽早开始加压治疗，在创面愈合后即开始。二紧：在不影响肢体远端血运及患者能耐受的情况下，越紧越好，压力一般在1.33～3.33kPa（24～30mmHg）为宜。低于此压力效果不明显，高于3.33kPa则有可能造成静脉回流受阻，肢体水肿，甚至发生缺血性肌肉、神经损伤。三持久：就是持续性、长期压迫治疗，主张一天24h连续加压，更换衬垫物及清洗皮肤等一次时间不得超过30min，压迫治疗时间不得少于6个月，一般应达1年以上。方法：①海绵加压固定法；②垫塑料夹板法；③弹性绷带压迫法；④弹力衣（套）压迫法，可按患者瘢痕部位制成面罩、背心、手套、裤子、袜子等，对防止面部、四肢、指（趾）的瘢痕效果明显。注意事项：①创面愈合后即可采用加压疗法，但初愈的创面皮肤较嫩，易起水泡，内层应敷二层纱布再戴弹力套，平铺后用尼龙搭扣粘合加压；②原则上实行24h连续加压，睡觉时切勿解开；③治疗过程中应维持有足够的压力，当弹性变小感到松弛时应及时更换新的弹力套；④对于凹陷部位需填加毡垫或纱布块作为衬垫，使凹陷部位受力均匀方可压出实效；⑤注意瘢痕固定体位，颈前瘢痕固定颈部于头后仰位，颈侧瘢痕固定颈部向健侧过屈位，腕、肘、膝部瘢痕可固定关节于伸直位，踝关节处瘢痕固定关节于中立位，手背部瘢痕应将掌指关节固定于屈曲90°、拇指固定于对掌位、手指固定于伸直位。

（4）硅凝胶制品应用　硅凝胶光滑柔软，无刺激性，临床使用硅凝胶膜贴敷治疗增生性瘢痕有一定的疗效，可减轻瘢痕局部的瘙痒与疼痛，促使瘢痕软化，甚至缩小瘢痕。

使用方法：①硅凝胶膜应妥善贴附于瘢痕表面，中间不要有间隙；②每天使用8～24h，使用时间越长疗效越好；③每天清洁硅凝胶膜及瘢痕，硅凝胶膜晾干后可反复使用；④疗程至少要在2个月以上。注意事项：①应用硅凝胶膜较常见的并发症是皮肤丘疹及瘢痕表面汗渍、瘙痒，经清洁处理、暂停使用后均可缓解，并不影响继续治疗；②创面尚未愈合，不宜使用。

（5）物理疗法　在创伤早期适时有效地应用各种物理因子处理创面，可以有效地预防或减轻瘢痕的增生，创面瘢痕增生后，应用物理因子治疗也有较好的效果，所以瘢痕的物理治疗不是创面愈合后才开始，而应始于创伤之后，贯穿于整个治疗过程之中，直到患者康复。

（6）分子生物学治疗　比较有希望的方法是基因疗法和抗转化生长因子β（TGF-β）治疗。

266．药物注射治疗瘢痕的注意事项有哪些?

答：药物注射治疗瘢痕的注意事项有：

① 皮质类固醇激素类药物局部注射治疗有局部萎缩、凹陷、色素缺失、月经紊乱等副作用，应注意把药物注射到瘢痕内，并掌握适当的剂量，治疗过程中应注意询问病情，如出现副作用应停药观察；

② 曲安奈德与得宝松联合应用，效果会更好；

③ 停药后，瘢痕可能复发，可再次局部注射治疗。

267．物理康复疗法的具体方法是什么?

答：物理康复疗法包括运动疗法和物理因子疗法。是利用人体生理对物理刺激所作出的反应来达到治疗目的。运动疗法，是指利用器械、徒手或患者自身力量，通过某些运动方式（主动或被动运动），使患者获得全身或局部运动功能、感觉功能恢复的训练方法。物理因子疗法，简称"理疗"，用自然界中或人工制造的物理因子作用于人体，以治疗与预防疾病。物理因子种类很多，用于康复治疗有两大类：一是利用大自然的物理因素，有日光、空气、海水、温泉及矿泉等疗法；二是应用人工制造的物理因素，有电、光、超声波、磁、热、水及生物反馈等治疗方法。主要方法如下：直流电离子导入疗法、等幅中频正弦电流疗法、超声波疗法、蜡疗、激光、冷冻及功能康复综合疗法等，可通过物理疗法导入药物，有较好的消炎镇痛、促进愈合、加速水肿消退、软化瘢痕和粘连、促进瘢痕消退、预防瘢痕挛缩的疗效。

268．手及上肢瘢痕挛缩畸形矫正术的护理措施有哪些?

答：（1）术前护理

① 皮肤准备：患者入院后即进行局部皮肤的清洁处理，修剪指甲，用温水泡洗手及上肢，清除污垢。术日刮除腋毛，需植皮或移植皮瓣的手术，还要做供区皮肤的清洁。

② 手术范围广、时间长的患者，应在术前备血。

（2）术后护理

① 一般护理　按整形外科术后护理常规护理。

② 抬高患肢　改善局部血流，减轻水肿，有利于伤口愈合。卧床时用软枕垫高患肢，使肘部保持高于心脏水平 5～8cm 呈 135°的姿势斜放于枕上。过高会影响肢体远端血液供应，过低则静脉回流受阻。如仅将手部抬高而没抬高肘部，这样肘部静脉或淋巴回流不畅，也不能达到减轻水肿的目的。

③ 观察指端血供　术后 1～2 日每小时观察一次，术后 3～5 日每24h观察一次，术后5～7 日每日观察 2～4 次，并做好记录，发现异常及时通知医师采取必要措施。观察时注意皮肤色泽、皮肤温度、指压反应，皮瓣肿胀程度。

④ 观察有无渗血与出血　手术后伤口一般不应有血性渗出，如外层敷料出现殷红血浸，可用色笔标记渗血的范围并观察其发展。如范围不断扩大且患者诉区肿痛，则提示有出血或血肿形成的可能，应及时通知医师进行处理。

⑤ 注意敷料包扎固定　术后应注意观察敷料包扎是否完整，有无过松或过紧现象，尤其注意指端的血运，如包扎时某部分过紧，可致该处静脉回流不畅，指端呈紫色。如发现敷料松脱，应予纠正，并通知医师，做进一步的处理。

⑥ 功能锻炼　功能的恢复需要坚持不懈的功能锻炼。术后功能锻炼应及早进行。一般待创口愈合或植皮拆线 1 周后，每日松开敷料进行锻炼，每晚睡前再按要求进行功能位包扎固定。有肌腱吻合者应在术后 2 周开始锻炼。早期以主动活动为主，从吃饭、穿衣等简单的日常生活逐渐过渡到写字等复杂的动作，可以结合工作加以锻炼；后期可辅以较多的被动活动，以进一步加大

关节运动幅度，同时辅以理疗。

269. 皮片移植的护理措施有哪些?

答:(1)术前护理

① 完善术前准备、术中规范操作及术后精心护理。保证供皮区和受皮区伤口一起愈合。

② 要求患者健康状况良好，无贫血，无低蛋白血症，无水、电解质、酸碱平衡紊乱及重要脏器功能障碍。

③ 供皮区术前三天应认真清洗，每日一次，女性和儿童患者除头皮外，供皮区不必剃毛，头皮剃毛应在手术之日进行，眉部手术不需剃眉。

④ 对有创口的受皮区应清洁洗涤三天，尤其是将瘢痕切除的受区，要彻底清除凹凸不平瘢痕的污垢。

(2)术后护理

① 感染的防治。皮片下感染，表现低热、局部异位、疼痛加剧、创周红晕等是感染的征象。感染发生后不能单纯寄希望于全身使用抗生素，而要重视局部处理，如清除坏死组织，用有效抗生素湿敷换药以及加强引流等。二次植皮应待感染控制后进行。

② 及时清除积血、积液、感染、肉芽等。如有积血、积液，用刀片或注射器排尽积血、积液后重新加压包扎，对单纯包扎、打包包扎的无菌植皮区如无特殊情况（异味、发热、疼痛加剧）更换敷料可在术后5～7天。换药时动作轻柔，防止皮片滑动。头颈部拆线为8～10天，四肢躯干为14天，全厚皮及带真皮下血管网状皮肤移植可以再延长几天拆线。

③ 植皮失败的原因与预防。最常见植皮失败的原因是血肿或血清肿。此外固定不良、移植方法选择不当、感染、营养状况过低都是其原因。皮下血肿或血清肿是新鲜创面植皮失败最常见的原因，主要由于术中止血不完善、包扎不稳妥、压力不均匀或

患者凝血因素异常所致。术后24～48h发现有皮片下血肿或血清肿形成，应及时清除，再加压包扎，皮片仍有可能成活，超过3～4天再处理多数无效。

270. 带蒂皮肤移植术的护理措施有哪些？

答：（1）术前护理

① 心理护理。整形外科患者大多有强烈的自卑感和孤独感。护理人员应充分了解患者的心理特点，热情地对待患者，加强与患者及家属的沟通，在交谈和操作时注意保护患者的隐私。初次接受治疗的患者常常对手术抱有不切实际的要求，对疗效有过高的要求，护士应协助医师予以解释。对于多次接受手术的患者，应关心了解患者的心理状态，减轻患者的焦虑紧张情绪，促使其积极地配合手术治疗。

② 手术前按要求完成各项检查。包括X射线、胸片、心电图、肝肾功能、血生化、血常规和尿常规。

③ 询问患者药物过敏史和既往史，有阳性体征者作特殊标记。

④ 做好手术区的皮肤准备。对瘢痕挛缩积垢应用温肥皂水浸泡后用小镊子或棉签清除内陷污垢，供皮区备皮时要防止破损表皮。皮肤准备要仔细、彻底，清洗时注意勿擦伤或烫伤皮瓣皮管。

⑤ 血供的测定及训练。皮瓣或皮管在转移或断蒂前需进行血供测定，以保证转移或断蒂后有足够的血供，防止因血运障碍产生组织坏死，血供训练可促进另一端血供的建立。护士应准备需要的工具（如肠钳、橡皮筋或气囊止血带或血压计等）并进行测试和训练。

方法：用套有乳胶管的肠钳夹住蒂部，训练的时间从首次的15min开始，每日1～2次，逐渐增加时间至2h，其间注意观察皮瓣的颜色和温度的改变。如阻断2h后皮瓣无发绀，松开肠钳血供恢复后无显著的反应性充血，即可行断蒂术。也可用两根圆形竹筷套上乳胶管，两端缠绕橡皮筋形成弹性压力以代替肠钳。

⑥ 由于带蒂皮肤移植手术次数多、疗程长，需经过成形或延迟、转移、断蒂等阶段，术后又常需要姿势固定，给患者造成痛苦和生活的不便。术前需要做好解释工作，使患者能充分了解手术方案，以及术后固定的姿势所引起的不适，还应协助患者模拟术后的姿势，以提高术后的适应能力和床上生活的习惯，减少术后的痛苦。术后需固定于强迫体位2～3周者，术前应进行体位适应性训练；术后需卧床者，术前应练习在床上排便。

⑦ 了解患者全身情况，有无上呼吸道感染，局部手术区及供皮区有无感染疖肿和皮疹。男性患者应戒除烟酒，女性患者应避开月经期。局部麻醉加镇静者或全身麻醉、椎管内麻醉需术前禁食8～12h，禁饮4～6h。去手术室之前排空膀胱。

（2）术后护理

① 严密观察生命体征。对口周手术及困难插管患者要加强观察，严密观察呼吸及呕吐情况，防止喉头水肿或呕吐导致窒息。

② 体位护理。抬高肢体高于心脏水平面，有利于静脉回流，减轻肿胀。术后绝对卧床休息1周、术区制动。供皮区在股或下腹部时，应将膝关节抬高屈曲位；如在胸部，1周后可适当下床活动，经常变换体位，预防压疮。

姿势固定护理：姿势固定（如头臂固定、体臂固定、臂腿固定及交腿、交臂固定等）需3～4周，在保证姿势固定确定无错位的前提下，应尽量减少其痛苦，患者回病房后要妥善安置其手术体位（如用支架悬吊或以软枕支垫）使之处于较舒适的位置。可在受区和供区之间的石膏或绷带上用笔做出标志，便于及时发现固定位置有无错位，以避免发生蒂部扭曲或牵拉。护士应主动关心被固定的相连关节的感受，给予热敷、按摩及针灸，以缓解酸痛，必要时按医嘱给镇静、镇痛剂。

③ 密切观察血运　四肢手术要观察指（趾）端颜色、血循

环及毛细血管充盈反应。包括移植皮瓣的皮肤颜色、温度，毛细血管充盈试验、血管搏动及出血特点等。

a.观察部位：观察皮瓣的远端，单蒂皮瓣的远端是距离蒂部最远的边缘，而双蒂皮管的远端则是皮管的中段。

b.观察的方法：与邻近的正常皮肤作为对照，根据皮肤的温度、颜色、指压反应及张力的进行性变化判断血运是否充分，皮瓣颜色由淡紫色转为青紫色（水肿期），说明静脉回流不畅，由青紫色转为白色，说明动脉供血不足，首先应检查有无固定位置错位、敷料压迫不当、皮瓣皮扭折等问题，及时纠正并立即报告主管医师作进一步检查处理。除因皮瓣、皮管设计比例不当导致血运障碍外，血肿、蒂部受压、折叠、扭转、牵拉过紧、血管痉挛（疼痛、寒冷或紧张情绪均可引起血管痉挛）以及患肢抬高不当等因素引起的血运障碍都可通过及时发现、处理得以解决纠正。正常皮瓣温度不能低于邻近皮肤温度3℃，否则为皮瓣血液循环不良，应立即报告医师。

术后2～3天内，皮管表现为充血、色泽偏红；如苍白、局部温度下降，提示动脉供血不足；若皮管呈发绀，轻者皮色为淡红色或青紫斑点，重者出现水疱，提示静脉回流不畅。毛细血管充盈试验是用手指轻压皮管皮肤，使之苍白，迅速移去，皮色在1～2s内转为红润，如果反应迟钝，超过5s或反应不明显，须报告医师。

c.纠正血供障碍的措施：静脉回流不畅可抬高患肢，用手掌或手指由远端向近端做向心性按摩；动脉供血不足应放平或放低肢体；血管痉挛应按照医嘱给予解痉、镇痛镇静或扩张血管等药物并保暖，有条件可给予高压氧治疗。血肿应及时清除，蒂部受压、牵拉等应及时纠正，使血供障碍得以缓解。血管痉挛可用红外线烤灯照射，温度不超过38℃。完全愈合后可用弹力绷带或用护腿加压包扎，防止供皮区皮肤增生。有石膏和夹板固定的患者，应检查有无血液循环障碍和神经麻痹。

④ 术区观察　观察敷料完整性及渗血、渗液情况，如切口外露或松动，应加棉垫加压包扎，如外敷料有渗血，可用笔画出渗血范围，观察有无扩大。观察供皮区创面有无外露，敷料松动及时用消毒棉垫加压包扎，外敷料有渗血、渗液时应观察渗血、渗液面积有无扩大。尤其是较大皮瓣转移时要特别注意有无血肿发生，避免伤口污染和感染，早期可用棉垫加压包扎，术后7天渗出多者应打开外敷料，用烤灯照射促使干燥。一般术后10天后可打开外敷料，保留油纱布待自行愈合后脱落，切忌将油纱布撕脱。夏季可适当提前数日打开外敷料。

⑤ 预防感染　供皮区创面愈合后有瘙痒感切忌用手抓，除按医嘱给予抗生素外，局部应保持清洁干燥，防止继发感染。

⑥ 饮食护理　进食高蛋白高热量高维生素易消化流质，少吃辛辣食物。口周植皮应避免患者吸吮，用注射器慢慢注入，每次饮食后用温开水清洁口腔。

（3）出院指导

① 嘱患者遵医嘱定时来医院复查。

② 皮瓣皮管移植后，局部感觉迟钝，应提醒患者加强自我保护，防止皮瓣烫伤、冻伤或撕裂伤。尤应注意保持房间和洗手间地面干燥，防止可下地活动患者滑倒而导致皮瓣撕脱。

③ 手术恢复早期，功能锻炼应以术区远端的关节活动为主，有意识地练习肌肉的收缩，后期活动术区近端的关节和肌肉的收缩力，避免关节、肌肉长时间空闲。活动应循序渐进、由简单到复杂，锻炼的过程中若有任何不适，应立即停止，并以活动量作为近期锻炼的参考指标。

271．应用皮管修复瘢痕手术的护理措施有哪些？

答：（1）术前护理

① 做好入院宣教。包括介绍病区环境及管床医师、责任护士；介绍疾病相关知识及手术前、中、后的注意事项。根据患者

年龄及文化程度等特点，结合病情进行术前宣教，减少患者的恐惧心理，主动配合治疗。

②　身体准备。

a.完善术前检查。向患者讲解各项检查的意义及注意事项，包括血常规、尿常规、胸片、心电图及术前照相，并协助完成检查。

b.呼吸道准备。主要是告知患者戒烟。有吸烟习惯的患者应于术前一周停止吸烟，防止呼吸道分泌物过多，影响呼吸道通畅。

c.胃肠道准备。成年人于术前8～12h禁食，4～6h禁饮，以防麻醉或术中呕吐引起窒息或吸入性肺炎。手术前一日晚遵医嘱药物灌肠。

d.皮肤准备。术前一日沐浴，更换清洁病号服，充分清洁手术野皮肤和剔除毛发，目的是清除微生物，预防切口感染。

③　其他准备。

a.手术日晨起为患者测量生命体征（若发现患者有体温升高、血压升高或月经来潮等情况，应延迟手术日期）。

b.进入手术室前指导患者排尽尿液，取下活动义齿、假发、眼镜、手表、首饰、贵重物品等。

c.嘱患者洗去指甲油，术日不能化妆。

d.准备好病例，与患者一同带入手术室。

（2）术后护理

①　手术室护士或麻醉恢复室护士做好床边交接。

②　动患者时动作轻稳，注意保护头部，检查负压引流是否有负压。静脉输液是否通畅。

③　注意保暖，保护患者隐私。

④　置合适的体位，术后应去枕平卧4h，减少术后恶心、呕吐引起的误吸，如腹部皮管术后宜取半坐位，使皮管处于松弛的位置，做好家属的解释工作。

⑤ 观察和记录病情。

a.严密观察皮管血供：观察部位应是皮管的远端，单蒂皮管的远端是距离蒂部最远的边缘，而双蒂皮管的远端则是皮管的中段。

b.毛细血管充盈反应：用手指轻压皮管使之苍白，然后迅速移开手指，如 1 ～ 2s 内转为红润，则为正常；充盈时间缩短提示静脉回流不畅，如反应时间超过 5s，则提示供血出现问题。

c.皮管的颜色和温度：用半导体体温计测量皮管温度，并于邻近的正常皮肤作为对照，正常情况下温差小于 3℃，如果皮管温度低于正常皮肤温度 3℃ 以上，或者温度大于 3℃，常提示可能存在血液循环障碍。

d.保持术区敷料清洁，注意皮管不能扭转，要有良好、可靠的固定。

e.严密观察患者生命体征，加强巡视，注意观察负压引流管是否通畅，有无阻塞、扭曲、折叠和脱落，并记录引流颜色、形状和量。

f.遵医嘱合理应用抗生素预防感染，根据患者情况补充水、电解和营养物质。

（3）常见术后并发症及不适护理

① 伤口疼痛　麻醉作用消失后，患者往往因切口疼痛感觉不舒适。缓解疼痛的措施有：

a.遵医嘱给予患者口服镇痛类药物。

b.可使用患者自控式镇痛泵。

c.将患者安置于舒适体位，有利于减轻疼痛，减少对切口张力性刺激。

d.加强交流，鼓励患者表达疼痛的感受，并加以解释。

e.心理疏导，分散患者注意力，减轻对疼痛的敏感性。

② 发热　术后最常见的症状。由于手术创伤的反应，术后

患者体温可略升高0.5～1℃，一般不超过38℃，术后1～2日逐渐恢复正常。术后3～6日发热或体温降至正常后再度发热，则要警惕继发感染的可能性。

③ 术后出血　确认为术后出血，及时通知医师，迅速建立静脉通道，完善术前准备，再次手术进行止血。

④ 恶心、呕吐　常见原因为麻醉镇痛后的反应，待麻醉作用消失后自然消失。

a.应稳定患者情绪，协助取合适体位，头偏向一侧，并及时清理呕吐物，以防发生吸入型肺炎或窒息。

b.遵医嘱使用镇吐药物。

⑤ 腹胀　一般是胃肠道功能受压制，肠腔内积气过多所致，鼓励患者早下床活动，开始时不宜进食含糖量过高的食品和奶制品。

（4）出院指导

① 嘱患者按时来医院进行换药、拆线，定期复查。拆线后24h可用清水清洗，但动作要轻柔。

② 术后加强营养，鼓励患者多进食易消化、高蛋白、高能量、富含维生素和膳食纤维的食物。避免进食刺激性较强的食物，如辛辣的食物、海鲜、鲫鱼、羊肉等。

③ 保持术区干燥清洁，如有不适及时就诊。

④ 皮管移植后，局部感觉迟钝，应提醒受术者加强自我保护，防止烫伤、冻伤或撕裂伤。

⑤ 皮管血液循环训练。使用橡皮筋或止血带进行皮管血液循环训练。方法是先用小纱布环绕包裹在拟转移或断蒂的皮管一端，再用止血带或橡皮筋适度拉紧，用止血钳夹住，切断供区血液循环。如皮管颜色无改变，阻断时间可逐渐延长，第一天可夹5min，以后再10min、15min，每天可训练1～3次，直至夹住1h以上无肤色变化及水肿时，表面皮管已能从受区获得足够的血液供应，可行皮管断蒂转移。

272. 颈前部烧伤瘢痕挛缩与颏胸粘连松解手术的护理措施有哪些?

答:(1)术前护理

① 心理护理。入院后应深入病房与患者交谈,充分了解患者的受伤原因、时间及心理状态,根据患者的年龄、职业、知识层次的不同,针对性地做好知识宣传与心理干预,减轻患者术前不安心理,帮助患者增强心理应对能力,使其进入积极的术前状态,能够坦然接受手术。

② 术前评估。完善各项检查,如血、尿常规,胸部X射线透视,肝功能等。全面了解患者的全身情况,特别注意有无重要脏器的病变。重点观察有无咳嗽、咳痰等呼吸道感染的症状,防止上呼吸道感染,详细询问过敏史及目前服用的药物,影响血小板功能的药物应于术前提前停用,做好血液配型。

③ 皮肤准备。植皮区和供皮区应无感染疖肿和皮疹;由于患者长期瘢痕增生或萎缩,其与正肤皮肤间凹凸不平,易积存污垢,因此术前3天开始每天用温水、肥皂水清洗,清洁皮肤,每日2次,将污垢逐步清除,并起到软化瘢痕的作用,必要时用软毛刷刷洗或用小镊子、棉签清除皱褶或隐窝处的污垢,以减少感染机会;对于有创面未愈合或有溃疡创面需要继续给予换药处理,直到手术清除结束为止;供皮区禁作静脉穿刺。对于眼睑外翻的患者,术前应按时用0.25%的氯霉素滴眼液滴眼,每日3~4次,睡前用金霉素眼膏涂眼,保护眼结膜和角膜,预防结膜炎、角膜炎的发生。注意检查患者的视力变化,以防意外事故的发生。对于口腔闭合不全经常流涎或进食后口腔内残留食物的患者,做好口腔的清洁卫生,术前3天每日三餐后清洁口腔,并做好手术区域皮肤的清洁消毒工作,预防口腔内的感染。

④ 患者术前禁食10~12h,禁饮6~8h。

⑤ 体位训练。术后卧床时间长,须长时间固定功能位,术

前应向患者解释术后体位的不舒适，还应训练术后特殊体位，嘱患者术前练习床上排便、床上活动关节，以便术后能及早适应。

（2）术后护理

① 生命体征的观察及处理 严重颈部瘢痕挛缩畸形患者手术全身麻醉插管有一定难度，且术后下唇至锁骨上加压包扎，术后72h严密观察生命体征变化，注意有无皮片下血肿压迫，致喉头水肿发生，保持呼吸道通畅，做好麻醉后护理直到患者清醒为止。一般患者采用仰卧位，头向后仰并垫肩枕，在其未清醒前给予氧气吸入，床头备吸引器、吸痰器、气管切开包，防止呕吐物误吸引起窒息，对于烧伤较为严重的患者给予心电监护直到麻醉清醒，应注意敷料是否包扎过紧，有无呼吸道受压情况，有无渗血、渗液及呼吸变化情况，发现呼吸困难时应立即通知医师，采取积极抢救措施。麻醉清醒后给予超声雾化吸入，每日2～3次，每次15～30min。

② 术后体位与支具维护 患者清醒后卧位，选择去枕平卧位，肩下垫一枕头，保持头后仰使皮片舒展，限制头部转动、抬起等动作。术后6h可适当床上侧卧，背部垫枕，注意头部及上半身在同一水平，特殊体位保持1周左右，为防止压疮可使用头圈减少压迫。术后5～7天开始取半卧位，抬高床头30°～45°，身体两侧用软枕固定，膝部垫一软枕，以防下滑，保持面颈部高于心脏水平，有利于静脉回流和减轻组织水肿，保证皮片或皮瓣的成活率，同时改善肺通气，有利于呼吸运动。枕石膏固定颈部者注意枕后垫海绵，防止压疮，有条件可使用自动充气式气垫床。拆线后常规使用下颌托维持功能位，并辅以理疗及手法对抗挛缩，连续使用6个月以上。

③ 面颈部制动 皮片或皮瓣移植后，供皮（瓣）与受区基底间建立血运，为防止皮片或皮瓣与受区相互移动而影响血流供应的建立，术后制动尤为重要。方法如下：

a.用颈托，其规格是上至乳突，下至胸锁乳突肌，外层用弹力绷带加压，要求不得压迫气管以免影响呼吸。

b.全身麻醉术后应禁饮4～6h，待患者意识清醒4～6h后无恶心、呕吐方可进水。术后当日禁食，3天内给予高热量、高蛋白、易消化流质饮食或鼻饲，3天后进半流食或软食，进食时动作要轻柔，量不可太大，速度也不能太快，以免发生噎呛，禁吸吮，防止过早咀嚼、吞咽，少说话，减少面肌活动。

c.术后必须卧床休息，取头后仰位，防止皮片挛缩。因为过早下地活动，不仅影响手术效果，而且还会延迟供皮区的愈合，同时避免过多活动使皮片移位或造成皮下血肿。协助患者翻身起床活动，护士用双手固定头颈部，防止体位改变造成皮片或皮瓣移动。

d.给患者创造一个良好的住院环境，避免情绪激动，防止患者剧烈扭动头部而影响皮片或皮瓣的血运。可在病室置放电视机或床头设录放机，定时播放音乐或电视节目，活跃病室气氛，缓解因术区制动、卧床过久引起身体僵硬、疲惫。

④ 植皮区、供皮区的观察和护理

a.保持患者取皮区和植皮区敷料干燥清洁。观察术区及供皮区敷料渗血、渗液情况，并用笔做记号。

b.植皮区的包扎应松紧适宜，如有敷料松动、伤口外露或包扎过紧影响呼吸等情况，应及时和医师联系，给予棉垫加压包扎或适当松动、吸氧等处理。

c.如股取皮，取膝关节抬高屈曲位；胸腹部取皮处腹带加压包扎以减少出血和摩擦，减轻创面张力和咳嗽时创口的疼痛。术后5天供皮区应除去外层敷料，仅保留内层油纱，采取半暴露，使其自然愈合。

d.术后局部可有瘙痒感，忌用手搔抓或摩擦，以免伤口破溃感染。

e.注意患者有无颈肩部酸胀、疼痛，上肢上举沉重等损伤副神经的表现。

⑤ 皮瓣、皮片血运的观察和护理 注意不要变动姿势，使皮瓣不受压和不受牵拉。皮瓣为暂时性血运不良的组织，感觉和活力较差，应保持室温在25～28℃，避免温度过低导致全身血管特别是皮瓣血管痉挛，影响血液循环。局部加温时（如用烤灯照射），温度不宜超过38℃。烤灯与术区相距30～40cm，防止移植区灼伤。皮瓣转移术后使用止血药物，如出现皮肤有出血点、瘀斑及其他创面有出血应立即报告医师。

术后局部包扎严密，只能通过皮瓣蒂部及敷料渗液来观察再植组织的血运，采用皮瓣蒂部开小窗观察皮瓣的颜色。术后2～3天内表现为充血，皮瓣颜色偏红。如皮瓣颜色苍白、灰暗、皮纹加深，为动脉供血不足；如皮瓣发绀、明显肿胀，考虑为静脉回流不畅；如敷料出现渗液、渗血较多，且有异味，应警惕皮片或皮瓣感染、坏死，均应报告医师及时处理。

切口有引流管时需要观察引流液的形状、量、颜色并做好记录，妥善固定引流管，防止脱出，每日更换引流器，保证引流器无菌，防止逆行感染。

⑥ 早期功能锻炼 有节奏的肌肉收缩和关节运动产生牵拉作用，既能消除静脉淤血，保证营养物质的充分供应，又能防止肌肉萎缩、变性、瘢痕化。当患者术区疼痛减轻，皮片（瓣）生长良好时，即开始进行理疗局部按摩，使其软化，并戴上预制的颈支架或颈圈，最少维持半年，使颈部保持仰展位置，保持颈前曲线形态。

⑦ 饮食护理 术后应给予高热量、高蛋白、高维生素的流质食物，管饲3天，注意流汁的温度、浓度，每日2次口腔护理，3天后改稀软饮食，进食时可用塑料布或干净纸巾覆盖在敷料外以避免潮湿污染，减少感染机会，进食后和每日早晚用0.9%氯化钠清洗口腔，避免口腔感染等并发症的发生，平时多饮水。

⑧ 做好心理护理 术后护理过程中，更应耐心细致，减少患者不必要的痛苦，注意语言的节奏、语速，使患者感到安心，

同时注意用非语言方式交流，尽力纠正患者的负性心理。保证充足的睡眠和良好的食欲，顺利渡过围手术期。

⑨ 扩张器植入术后的护理　首先与患者进行良好的沟通，明确告诉患者置入扩张器后有发生颈部受压不适、扩张器外露、切口感染、皮瓣张力过大缺血坏死、颈托固定后颈部出现瘙痒等不适的可能性，让患者心中有数才能自觉配合护理治疗。其次勤询问、详观察，及时发现上述意外、不适，采用如下护理措施：采用先多后少、少量多次、注入量与注水时间均以患者能耐受为准的注水原则，既能缓解因注水速度过快或一次性注入量过大，造成患者不能承受，颈部受压不适，加重术前恐惧，甚至使皮瓣张力过大缺血坏死，又能充分扩张皮瓣，减少扩张器外露。一旦发生扩张器外露，要及时行皮瓣移位和防止切口感染处理，如加强换药，必要时可考虑用抗生素防治感染等。

a.体位：胸三角皮瓣、颈横皮瓣转移术后患者头部屈曲，需保持一定的角度，且无法行石膏托制动，术后可头部垫高，调整颈部屈曲角度，使蒂部松弛，并嘱患者保持体位，避免随意活动，以免蒂部牵拉，发生血运障碍、皮瓣坏死，甚至皮瓣撕脱。

b.伤口的观察：扩张器各期术后均需对伤口进行密切观察，及时发现血肿、皮瓣血运障碍等，只有及时发现，方能及时处理，防止严重并发症的发生。

c.负压引流：扩张器一期术后因分离腔隙的存在，Ⅱ期手术后皮瓣下也存在腔隙，若术中止血不当，或患者凝血功能异常，极易发生出血，必须及时引流出来，否则极易发生感染、进而导致扩张皮肤破溃，手术失败。

d.注水的护理：扩张注水期间避免进食辛辣刺激性食物，禁止吸烟。避免撞击扩张部位，以防扩张器破溃。

注射液的选择：注射液一般选用0.9%的氯化钠注射液，也可加入利多卡因、抗生素、地塞米松等药物，以减少疼痛、防止感染及包膜挛缩。

掌握注水量：早期注水过急过快，使囊内压过高，局部皮肤苍白，血运障碍，易出现毛细血管扩张。此时，若继续扩张下去，就会出现毛细血管栓塞，形成局部坏死破溃，扩张器外露。所以一定要把握好每次注水量及时间间隔。一般以扩张器额定容量的10%为参考，以扩张器对皮肤产生一定的压力而又不阻断表面皮肤的血流为度。如果注液后皮肤变白，充血反应消失，3～5min后血供仍不恢复，则抽回部分液体，直到皮肤的毛细血管充盈试验恢复正常。

阀门移位：如果发生扩张器阀门移位，需由手术医师确定阀门的具体位置，必要时使用缝线固定，但需注意不能误刺扩张器。

扩张器移位：扩张器注水量较多时，易因扩张囊的重力作用发生扩张器移位，严重者胸三角预扩张的扩张器可移位至乳头下方，致Ⅱ期手术难度加大。所以注水量较多后，可用绷带和纱布绕过扩张皮肤下方固定在颈部或其他部位，这样将其兜起来后，就不易发生移位。

扩张器漏：如果发生扩张囊破裂漏水，可根据扩张情况决定更换扩张器、提前行Ⅱ期手术，如果是阀门处或远端导管漏水，可用夹子将导管处夹住，继续按时注水，不会影响治疗效果。

扩张器感染：如果只是轻度感染，局部出现红、肿、热、痛的炎症反应，而无脓性等渗出、引流物，可静脉滴注敏感抗生素控制感染，还可将蒲公英捣碎后，用75%乙醇调成糊状外敷，疗效也是确切的。若感染较重，就应该手术取出扩张器，重新置入，术后引流，辅以敏感抗生素静脉滴注，即可控制感染，不会影响手术效果。

（3）出院指导

① 颈部制动　术后颈托固定3～6个月是防止皮瓣挛缩的有效措施，使用要早，外层包布拆开后即开始佩戴颈托，对移植皮施加均匀的、一定程度的压力，使其平滑柔软，以保持颈部伸展位置和颈前曲线的形态。佩戴时内衬海绵、棉垫或纱布。特别对

凹陷部位要注意，以免造成磨损或压力不均匀，松紧应适宜，面积需超过整个植皮区，上缘抵下颌缘，下缘达到锁骨上缘，以维持颈部位置。24h连续压迫，持续到瘢痕变平、变软、颜色正常后1～2个月，使患者在不经意间完成上仰、后仰等动作，睡觉时肩下垫软枕，保持头后仰、颈部过伸位。不超过半年是因为经过3～6个月颈托固定后已经基本成形，同时为了便于加强康复锻炼，更有效地防止皮瓣挛缩。如果患者在术后颈托固定期间颈部出现瘙痒等不适，勿搔抓受皮区，切勿自行解除固定颈托，要及时复诊。3个月后可白天取下，晚上佩戴。保护移植皮肤并进行功能锻炼。

② 颈部功能锻炼　出院初期，患者颈部活动不可太过剧烈，避免加重疼痛，要循序渐进，活动的幅度从大到小、动作由易到难，逐渐加大活动量，坚持6～12个月康复锻炼。术后10天拆线，局部皮瓣或皮片生长良好的情况下开始。每2～4h进行5组动作选择：a.与项争力，俯仰看上与下方；b.左右观瞧，轮看左、右；c.前伸探海，头颈前伸并转向左下方及右下方；d.回头望月，回头看左上方，回头看右下方；e.环绕转头，顺时针方向环绕和逆时针方向环绕交替进行。

③ 手法按摩　可以软化瘢痕，起到减轻挛缩、松解粘连的作用，结合颈部功能锻炼，可使局部痛、痒症状改善，促进伤口愈合，减轻瘢痕增生。每日早晚从中心向四周方向按摩颈部移植皮肤，并涂油膏使其柔软，减少皮片收缩。

④ 加强家庭支持　术后植皮区易发生挛缩，针对患者的具体情况除做好解释工作外，还应取得家属理解和配合，指导家属督促帮助患者进行自我护理。

273. 手术加电子线照射综合治疗瘢痕的适应证、禁忌证分别有哪些？

答：(1) 手术加电子线照射综合治疗瘢痕的适应证：

① 反复增生的增生性瘢痕。

② 耳垂、前胸、肩峰等易感部位的典型瘢痕疙瘩。

③ 激素注射治疗后需要辅助治疗的瘢痕疙瘩。

④ 瘢痕疙瘩行核心切除后表皮回植的瘢痕疙瘩。

⑤ 瘢痕疙瘩切除后植皮后的创面。

⑥ 瘢痕易感人群供皮区。

（2）手术加电子线照射综合治疗瘢痕的禁忌证：

① 面部瘢痕疙瘩。

② 下腹部、会阴部接近性腺的部位的瘢痕疙瘩。

③ 人体接近各种腺体的瘢痕疙瘩。

④ 有明显溃疡、溃破的瘢痕疙瘩。

⑤ 12岁以下儿童各个部位的瘢痕疙瘩。

⑥ 哺乳期妇女、孕妇的瘢痕疙瘩。

274. 手术加电子线照射综合治疗瘢痕的并发症有哪些？如何预防与处理？

答：并发症有放射性皮炎、色素沉着、放射性皮肤黏膜的反应、放射性组织器官的损伤。

一般的放射性皮炎随着放射治疗的结束症状逐渐消失，色素沉着也会随着时间的推移逐渐淡化。而对于放射性组织器官损伤的预防主要是放射过程中要做好各个方面的防护措施。

如出现放射性损伤做好以下处理：外用润肤剂，也可外用糖皮质激素软膏。对皮肤的坏死和溃疡必须严密监视以防发生感染。局部外用抗真菌药物软膏有助于预防皮肤的真菌感染。在擦烂的区域，用于创口修复的含三乙醇成分的软膏疗效确切。

275. 手术加电子线照射综合治疗瘢痕的护理措施有哪些？

答：手术加电子线照射综合治疗瘢痕的护理措施有以下几点：

（1）电子线照射治疗时注意用铅板或者硅胶保护膜保护周围正常组织，注意观察照射部位及周边皮肤情况，防止灼伤以及放射性损伤，注意保护新鲜手术切口，积极预防感染。

（2）在电子线照射治疗时协助医生打开敷料，注意用铅板或者硅胶保护膜保护周围正常组织，治疗之后做好简单包扎保护伤口，回到换药室时及时检查照射部位及周边皮肤情况及换药，防止电子线灼伤，防止伤口感染。

（3）注意观察创面以及切口的清洁渗出、及时发现糜烂、破溃等异常现象。

（4）如发现切口或者创面已经有明显的青紫淤血或者苍白等血运不良的表现，及时通知医生，必要时可以暂时停止放射治疗。

第十三节　皮肤、体表美容

276. 何谓激光?

答：激光，又叫做镭射，英文名称LASER，是Light Amplification by Stimulated Emission of Radiation的缩写，意思就是"受激辐射的光放大"。激光的理论基础起源于物理学家爱因斯坦的"光与物质相互作用"理论。光源的发光现象，都是光源系统中的微观粒子内部能量变化的结果。微观粒子都具有特定的能级，绝大多数的微观粒子处于低能级的基态，这是微观粒子能量最平衡最稳定的状态，如果受到外界的激发（与其他的粒子发生了有能量交换的相互作用），吸收了能量时，就能跃迁到与此能量相对应的较高能级，称为光的受激吸收。激发的方法很多，只要是给基态粒子外加一定的能量就可以，例如光照、电子碰撞、分解或化合以及加热等。例如红宝石激发器就是用脉冲氙灯照射的方法施加光能，使铬离子从基态激发到高能级的激发态上。由于微观粒子内部结构的不同，在相同的外界条件下，从基态被激发到各个高能级去的可能性不一致，这都取决于物质本身的性质。然而处于高能级状态的微观粒子都是不稳定的，总是力图回到基态上去，并同时释放出激发时所吸收的能量。从高能级回到低能级的过程称为跃迁，跃迁时释放的能量即辐射。这种跃迁的形式也分两种，一种是自发跃迁，另外一种是受激跃迁。自发跃迁不受外界能量的影响，是由于粒子内部运动规律所引起的，它释放能量的时候既可以变成热运动的形式释放出来又可以以光的形式将能量辐射出来，但是以这种形式发出的光不具有频率、相位、振幅、传播方向上的一致，是物理上所说的非相干光。所以平常所用到激光都是来自于受激跃迁产生的光。受激辐射出来的光子与入射光子有着相同的特征，如频率、相位、振幅、传播方向等完全一致。这种一致性就决定了受激辐射光的相干性。当有一个的光子入射，引起一个激发原子受激跃迁，在跃迁的过程中，辐射出两个相同的光子，这两个相同的光子又去激发其他激发原子发生受激跃迁，因而又获得4个同样的光子。如此反应下去，在很短的时间内，辐射出大量相同的光子，这意味着原来的光信号被放大了，这种在受激辐射过程中产生的并被放大的光就是激光。受激辐射可以使光放大，但这种放大是受激发时从外部吸收的能量和引发的能量一举放出的结果，所以必须通过一定的装置，这个装置就是光学共振腔。在光学共振腔内的活性物质，受到外加能量的刺激而产生的光子可以射向各个方向，但其中传播方向与反射镜垂直者，则在介质中来回反射振荡。在反射震荡过程中，引发介质中其他活性物质点受激辐射，因此这种辐射的强度越来越大。由于受激辐射反复振荡产生的大量光子都具有相同的特征和传播方向，因此决定了激光具有良好的单色性和准直的定向性。激光是受激辐射产生的相干光，具有叠加的效应，因此合成光的振幅加大，表现为光的高亮度性。激光与生物组织间的作用关系主要有光效应、热效应、压强效应与电磁场效应。生物组织吸收激光的光子所产生的光可以造成组织分解和电离，影响受照射组织的结构和功能。热效应主要是分子振动产生的，在一定条件下作用于组织的激光能量多转变为热能，当这种热作用比较强烈的时候可以向周围正常组织扩散从而引起周围正常组织的损伤，当这种热作用瞬间达到高温时可以直接产生汽化作用。

277．激光在整形美容外科有哪些应用?

答：激光应用于整形美容外科有很多方面：

（1）色素性病变：常见的有太田痣、咖啡斑、雀斑、色素痣、雀斑样痣、褐青色痣、脂溢性角化、黄褐斑、色素性毛表皮痣、斑痣、蒙古斑及文身色素等。

（2）血管性病变：常见的有各种血管瘤、鲜红斑痣、毛细血管扩张症、蜘蛛痣等。

（3）表浅性瘢痕：多见于痤疮瘢痕、烧伤后表浅性瘢痕、早期及晚期手术后瘢痕等，通过激光治疗可以从颜色及平整度上有所改善。

（4）皮肤赘生物：常见的有皮赘、病毒疣。

（5）脱毛：全身不雅的毛发均可脱。

（6）手术：CO_2 激光外科手术切割的同时又有很好的止血作用，减轻组织的损伤从而使术后的恢复期缩短。针对不同的治疗常用的激光设备也各不相同。剥脱性激光目前最常用的是 CO_2 激光及铒激光，它们都是以水为靶色基，通过表皮的汽化达到治疗效果，汽化效果 CO_2 铒激光优于铒激光。随着局灶性光热作用理论的提出，传统的 CO_2 激光也向点阵 CO_2 激光发展，使 CO_2 激光治疗的有效性和安全性大大提高，也使其治疗的范围得到扩大。

其他的激光还有 Q 开关激光、脉冲染料激光、OPT 等。

278．常用激光有哪些?

答：常用的激光有 CO_2 激光，铒激光，Q 开关激光，脉冲染料激光，半导体脱毛激光等。

279. 激光有哪些安全操作与防护规程？

答：医护人员必须知道激光的危险性，并经过严格的激光专业培训，规范地安全操作从而减少或避免一些事故和危险的发生。从事皮肤激光治疗的医生还要有一定的皮肤科临床经验。首先激光能造成明显的视力损害，直接或反射的光线能造成眼睛永久性的损伤，所以在激光治疗室里的所有人都必须佩戴保护镜，患者治疗时需要遮盖住双眼。其次治疗室内应尽可能减少反光的界面，包括墙壁的瓷砖、室内的玻璃、金属等。治疗室门上应放置激光警告标志。全麻患者使用氧气应更加注意，易燃物品如酒精、干纱布等应远离治疗区。治疗室内应备有灭火器。使用CO_2激光时产生的烟雾及使用Q开关激光时所产生的飞溅的组织对医生和患者都有潜在的危害，所以应配备有排烟系统及能回收飞溅物的袋子。激光需要高压电源，所以有可能会有电击的危险，而且每台机器最好用一个电插座。如果机器出现故障，只能请专业工程人员来维修。

280. 激光治疗的护理包括哪些方面？

答：激光治疗的护理包括：

（1）治疗前心理护理 爱美之心人皆有之，前来要求治疗的患者会更注包重自我形象，对治疗值期望一般都会比较高，某些特殊的患者，如面部太田痣，瘢痕等患者常有自卑心理，他们迫切希望得到最好的治疗，获得最佳的治疗效果，但是同时又怀疑激光的疗效，甚至担心出现新的问题。针对这些问题，医护人员应加强医患沟通，热情接待每一位就诊者，耐心聆听患者的陈述，了解其要求，用通俗易懂的语言让患者初步了解病变的类型，激光的适应证，并详细说明治疗的全过程，包括治疗方法、治疗原理、治疗的时间及可能会有的治疗次数，治疗早期及晚期的反应、治疗效果及注意事项等，让患者对治疗有一个客观的认识，并有一个充分的思想准备，期间也可以给患者展示以往曾经治疗过的相同病变的治疗图片，从而消除患者的顾虑，消除其恐惧心理，使患者增强治疗的信心从而配合治疗。

（2）治疗前准备　做好患者各项资料的登记，如姓名、年龄、住址、联系方式、签署激光治疗同意书等，并做好术前治疗区域拍照。如果是面部的激光治疗可以嘱患者用清水或者洗面奶清洁面部。治疗区域可用复方利多卡因乳膏外敷并用保鲜膜覆盖至少30～40min，对疼痛敏感患者遵医嘱口服止痛药或直接局麻后治疗。术前止痛这一点是很有必要的，因为疼痛会造成治疗者心理上的障碍，也容易造成治疗时情绪的不稳定或治疗过程中的不配合，从而影响治疗次数及治疗效果。如果是脱毛的患者术前应备皮，并注意避免刮伤皮肤。

（3）治疗中护理　帮助患者取舒适的治疗体位，给患者戴上护目镜或用生理盐水纱布覆盖双眼，防止激光损伤眼睛。告知患者在治疗过程中还是有可能会出现轻微的疼痛感、治疗过程中激光发射出的光线及机器发出的声音，从而消除患者精神紧张并取得患者的配合。也可以通过播放轻音乐，与患者交谈转移其注意力等让患者以轻松的心态接受治疗。

（4）治疗后护理

① 创面护理　a.即刻冷敷：缓解激光治疗后热效应引起的疼痛，也降低热效应对周围正常组织的损伤，冷敷持续时间以移除冰袋后患者不痛或无明显烧灼感为宜。b.局部用药：冷敷后可使用一些修复类药物，如表皮生长因子等，可以促进治疗区域皮肤的修复和愈合，取得更好的治疗效果。有些治疗后也可予无菌胶原面膜外敷20min左右。对于一些剥脱性激光治疗可预防性口服抗病毒药物，疗程为一周。有些病变治疗后愈合期间皮肤表面会出现痂皮，嘱患者待其自行脱落，不要强行撕脱痂皮以免引起出血或创面愈合延迟，而且在痂皮脱落之前避免创面碰水。

② 健康宣教　a.对于需要多次激光治疗的患者，应交代患者下次复诊的时间，治疗后1周、1个月、3个月及时来院复诊，

检查激光治疗后创面的恢复情况，并确定下次治疗的时间。b.防晒保湿：治疗期间要避免日光直射，减少户外活动，外出撑伞并涂抹防晒霜（SPF30以上），如果是面部的治疗还需要注意面部的保湿，可以使用一些温和无刺激的补水保湿面膜。c.指导用药：主要针对瘢痕尤其是增生性瘢痕的激光治疗术后，可以使用一些抗瘢痕的药物，如舒痕、疤克、美皮护等。针对一些容易术后遗留色沉的激光治疗，可口服或外用左旋维生素C等药物。d.饮食方面：术后饮食宜清淡，忌辛辣油炸刺激性食物，戒烟酒，多吃富含维生素C的水果及富含高纤维的蔬菜，加强营养，增强体质使创面恢复更快。

281. 光子嫩肤的美容原理是什么？

答：光子嫩肤的美容原理：使用非相干的强脉冲光子技术在低能量密度下进行的非剥脱方式的嫩肤治疗。强脉冲光是经滤过的和多光谱的，其谱段范围为500～1200nm。治疗原理是利用选择性光热解原理，针对皮肤病变中所含各种色素团明显多于正常皮肤组织的特点进行的。光子嫩肤仪的强脉冲光能够穿透表皮，被皮肤组织中的色素团大量地吸收，在不破坏正常皮肤的前提下，使血管凝固，色素团和色素细胞破裂、分解，从而达到治疗毛细血管扩张和色斑的作用。而且，强脉冲光作用于皮肤组织产生光热作用和光化学作用，刺激肌肤深部的胶原纤维和弹力纤维增生及重新排列组合，从而恢复弹性，同时，还可以使血管弹性增强，循环改善。这些作用的共同存在使得面部皮肤皱纹消除或减轻，毛孔缩小的效果很快可以实现。

282. 光子嫩肤的适应证及禁忌证有哪些？

答：(1) 光子嫩肤的适应证　多种皮肤良性色素性病变，如雀斑、老年斑、日光性色斑等；还有一些血管性病变，主要是一些表浅的毛细血管扩张如红血丝、鲜红斑痣及酒渣鼻等；还可以用于全身各部位毛发的脱除；更多用于的是光老化皮肤的治疗，光老化皮肤表现为色素沉着斑、皮肤松弛、毛孔粗大、皱纹及毛细血管扩张，而这些都可以通过强脉冲光治疗得以改善。而且对于痤疮的治疗也有效果，通过改善油脂分泌改善肤质，抑制痤疮杆菌生长，从而减少痤疮的发病率。还能用于治疗黑眼圈。总之，其宽光谱决定了其治疗的广泛性。

（2）光子嫩肤的禁忌证　①术前一个月有暴晒史；②光敏感者及近期使用过光敏感药物的人；③近期口服异维A酸者；④治疗区域皮肤有破损者；⑤癫痫病患者、糖尿病患者、有出血倾向的患者、瘢痕体质的患者、怀疑有皮肤癌患者；⑥孕妇；⑦上睑和男性的胡须部位；⑧不切实际的期望。

283. 光子嫩肤在操作中要注意哪些事项？

答：操作过程中的一些注意事项：

① 治疗前给患者戴上护眼罩，并嘱患者闭上眼睛；

② 涂抹专用冷凝胶，治疗区域均匀涂抹大约2mm厚，首先它能使皮肤表层降温，其次在水晶光导与皮肤之间起到光学介质的作用，最后它能有效阻止反光，从而使有效波长能量的损失减少；

③ 治疗时避开上眼睑，照射下眼睑时要注意保护睫毛，照射额部时注意保护眉毛与发迹缘毛发，建议使用一次性木质压舌板保护；

④ 能量与脉宽的设置要根据患者皮肤的状况而定，一般色素深皮肤较黑的患者能量要相对低一点，因为光子嫩肤的治疗原理就是靠病变靶组织，如吸收光，如果能量太高容易导致各种并发症；而且同一个人额部、面部及鼻部的治疗参数都不相同；

⑤ 治疗过程中要按照一定的顺序和照射平面进行，既可以防止治疗缺漏又可以避免重复治疗，治疗时应始终保持滤光晶体治疗面与治疗皮肤表面平行。

284. 光子嫩肤治疗后如何护理?

答：光子嫩肤治疗后护理：术后嘱患者清水清洁面部后即刻冷敷约20～30min，直到患者觉得治疗区域热感觉减退。术后近期应避免热水清洁，避免使用刺激性大的护肤品，特别应强调注意保湿防晒，饮食以清淡为主，多吃蔬菜水果。

285. 光子嫩肤常见并发症有哪些，如何处理?

答：如果能量设置太高或操作不当可能出现的常见并发症及处理方法如下。

（1）暂时性潮红：皮肤暂时性的潮红，以病变部位最明显，通常在1～2h后消逝，一般无需格外处理。如果操作不当或治疗参数过强，则可能引起水疱，通常5～10天愈合。小水疱不留任何痕迹；直径大于0.7cm的水疱可将水疱内液体排出，外涂烫伤膏，后期遗留色素沉着改变可于3～6个月恢复。

（2）色素沉着：与能量有关，但更重要的原因多为深色皮肤及术后日光照耀形成，通常3～6个月内恢复，少数6～12个月恢复。如果长时间不消退，可以根据具体情况结合其他祛色素激光治疗。

（3）紫癜：即皮下出血，是由于毛细血管壁破裂所致，通常1～2周后消退。

（4）痣和雀斑等色斑会产生一过性颜色加深，无需处理，一周左右能缓解。

（5）结痂：发生在色斑部位，因为该处吸收能量较多，一周左右可自行脱落。

286. 何谓体表肿瘤?

答：体表肿瘤是来源于皮肤、皮肤附件、皮下组织等浅表软组织的肿瘤。

287. 体表肿瘤临床上分哪几类?

答：（1）良性肿瘤。

①黑色素痣　又可大致分为皮内痣、交界痣和混合痣三种。后二者可发生恶变。

②血管瘤　又可分为毛细血管瘤、海绵状血管瘤和蔓状血管瘤等。后者常位于皮下甚至更深层组织内。

③神经纤维瘤　发生于神经主干或末梢的良性肿瘤，其皮肤表现为牛奶咖啡色斑和软性肿物。

④疣　为病毒引起的传染性皮肤良性肿瘤。又可分为寻常疣、扁平疣、跖疣和尖锐湿疣等。

⑤黄色瘤　常见于皮肤，偶见于黏膜，一般呈黄色的平滑或稍隆起的斑块。以眼睑黄色瘤最为多见。

（2）恶性肿瘤

①皮肤癌　又分为基底细胞癌和鳞状细胞癌。

②黑色素瘤　是从表皮正常黑色素细胞或原有的痣细胞发源的皮肤恶性肿瘤，恶性程度极高。

③皮肤肉瘤　又分为脂肪肉瘤、纤维肉瘤、平滑肌肉瘤等。

288. 体表肿瘤的治疗原则是什么?

答：（1）黑色素痣　较小的可选用激光疗法、冷冻疗法、高频电疗法等，但这些治疗方法复发率较高应注意治疗深度和广度，尽量一次彻底去除全部瘤体，避免反复多次刺激瘤体。较大的黑痣应手术切除，创面能拉拢缝合则拉拢缝合，不能拉拢缝合者应用皮瓣转移、皮片移植等方法进行修复。

（2）血管瘤　较小的也可以选用激光疗法、冷冻疗法、高频电疗法等。稍大的可应用放射疗法、注射疗法等。较大的仍以手术疗法为好。大面积毛细血管瘤可应用光动力疗法。

（3）神经纤维瘤　主要采用手术疗法治疗肿瘤本身。

（4）疣　较小的可选用激光疗法、冷冻疗法、高频电疗法等非手术疗法。较大的仍以手术疗法为好。

（5）黄色瘤　以手术疗法为主，也可试用化学剥脱疗法、冷冻疗法、激光疗法等。

（6）皮肤癌　以手术切除为主。应避免冷冻、激光等非手术疗法刺激。

（7）黑色素瘤　以广泛手术切除为主。同样应避免非手术疗法刺激。

（8）皮肤肉瘤　同样以广泛手术切除为主。也应避免非手术疗法刺激。

总之，仅侵犯表皮和真皮的良性皮肤肿瘤，可选用合适的非手术疗法进行治疗；一旦肿瘤深达真皮以下则以手术疗法为宜；恶性肿瘤以手术疗法为主。较大面积的良性病变使用非手术疗法时宜间隔进行，应避免同时全部病变区被各种物理或化学因素刺激，影响创面愈合。各种疗法均有其适应证和禁忌证，应严格掌握应用，避免产生不必要的并发症，以取得最佳治疗效果。

289. 何谓血管瘤？临床分哪几类？

答：血管瘤是一种常见的肿瘤，是以血管内皮细胞增殖及新生血管形成为基础的良性肿瘤。根据其形态临床中可分为毛细血管型血管瘤、海绵状血管瘤、混合型血管瘤及蔓状血管瘤。其中毛细血管型血管瘤又可分为草莓状血管瘤与葡萄酒色斑。草莓状血管瘤是最常见的血管瘤，好发于面颈部，表面高低不平，形似草莓状，界限清楚，呈鲜红或紫色。新生儿的发病率为1%，但75%～80%的患儿在7岁前都可能达到完全自行消退，自行消退是此类血管瘤自然病程的重要特征。葡萄酒色斑是仅次于草莓状血管瘤的常见类型，也叫鲜红斑痣，是无数扩张的毛细血管组成的较扁平而很少有隆起斑块，面积大小不等，压之能退色，并随着年龄增长颜色加深，并可增厚和出现结节，于创伤后易于出血。

290. 血管瘤的治疗原则是什么？

答：血管瘤的治疗原则是：

（1）早期治疗：虽然草莓状血管瘤能自行消退，但是长在重要的五官或身体经常摩擦处，还是建议早期治疗。

（2）根据情况选择适当治疗方法：以前主要治疗方法有放射同位素治疗、硬化剂治疗、激素治疗、手术治疗等，往往会造成瘢痕及色素改变的不良后果。随着激光技术的发展，选择性光热解作用理论的提出，激光治疗逐渐成为治疗毛细血管性血管瘤比较普及的方法。常用的激光有1064nm的Nd：YAG激光、585～595nm的染料激光、OPT等。目前研究比较多的治疗鲜红斑痣的方法是光动力学治疗，于血液循环系统中注射或病变区域涂抹光敏物质后，提高靶组织对光的吸收，从而达到更好的治疗效果。

291. 激光治疗血管瘤的护理要点？

答：激光治疗血管瘤的护理要点：治疗前积极跟患者或家属沟通，消除其对血管性疾病的紧张恐惧心理，取得患者跟家属的配合。治疗后即刻冷敷，嘱患者或家属注意保持创面的完整，结痂待其自然脱落。使用光动力疗法的患者术后近期应避光。局部涂抹的患者只需局部避光，全身给药的患者需避光2～4周。多食富含维生素C、维生素E及纤维素的食物。

292. 先天性色素病变分哪几类？分别有何临床表现？

答：色素痣（先天性色素病变）是由于痣细胞增生并产生色素导致皮肤、黏膜颜色改变为特征的良性疾病。根据色素痣不同发育阶段形成的组织结构，临床上分为皮内痣、交界痣和混合痣3种。

（1）皮内痣 最常见。好发于面部皮肤及发际，大小不一，大者可达数厘米，甚至累及半侧面颈部。隆起皮肤，有毛，淡棕色或淡黑色，边界清楚。由小痣细胞组成。痣细胞巢在上皮下结缔组织内（即位于真皮内）。痣细胞巢表面的上皮层正常。一般不发生癌变。

（2）交界痣 可由皮内痣演变而来，亦可独自发生。可发生于任何年龄，但以婴幼儿多见。病变呈扁平状，棕黑色或蓝黑色，边界可清亦可不清。一般体积较小，多在数毫米以内。表面光滑无毛。可长期保持原状不变，少数可自行消退。由大痣细胞组成，痣细胞巢的一半在表皮的底层内，另一半在上皮下的浅层结缔组织，即真皮浅层内。有癌变可能。

（3）复合痣 儿童多见，病变大多微突出皮肤表面，少数呈乳头状瘤样改变，一般无毛，可随年龄增长，体积增大，颜色变深。复合痣中的交界痣部分可发生恶变。病理学特点为在痣细胞进入真皮的过程中，常同时有皮内痣和残留的交界痣，为皮内痣与交界痣的混合形式。

293．先天性色素病变的治疗原则是什么？

答：先天性色素病变的治疗原则是：

（1）色素痣在较短时间内出现伴发症状与颜色质地改变，必须警惕，尽早手术切除。出现疼痛、瘙痒、体积增大或周围出现小的"卫星痣"、颜色改变，深浅不一、周围有炎症性红晕、色素痣出现硬结或溃烂等临床改变，提示色素痣可能发生恶变，应尽早手术切除。

（2）良性的色素痣可以使用超脉冲CO_2激光及Q开关激光联合治疗，使用CO_2激光时应注意尽量减少对色素痣周围组织的热损伤，一般皮内痣与周围组织界限较清楚，比较容易汽化。但是也要避免汽化过度而导致瘢痕的形成。联合使用Q开关激光可以降低复发率。

294. 老年斑有什么临床表现?

答：老年斑是老年人常见的一种良性增生性皮肤病，常为多发性，可出现于身体任何部位。早期损害为扁平的丘疹或斑片，分布不对称，边界清楚，随着年龄增大而逐渐增大。皮损渐扩大隆起，色素加深呈深褐色或黑色。表面粗糙呈疣状，可形成一层油脂性厚痂质软而脆，揭去痂皮后呈粗糙、湿润的基底，表面呈乳头瘤样，毛囊角栓是重要特征之一。一般无自觉症状，无自愈倾向。组织病理以表皮角化过度、棘层肥厚和乳头瘤样增生为特征。通过Q开关激光或超脉冲CO_2激光可以彻底治愈。

295. 如何区别雀斑、雀斑样痣、黄褐斑、褐青色痣? 治疗方法有哪些?

答：褐青色痣与雀斑、雀斑样痣、黄褐斑鉴别及治疗方法见表5-1。

表5-1 褐青色痣与雀斑、雀斑样痣、黄褐斑鉴别及治疗

名称	发病部位	病理表现	临床表现	治疗方法
雀斑	日晒部位皮肤	表皮基底层黑素细胞活性增加，无黑素细胞数目增多	黄褐色斑点，相对较小，发病早，多在5～10岁左右出现，随年龄增长而数目增多，到青春期时加重。有明显的季节性，夏季晒后加重	Q开关激光，OPT
雀斑样痣	任何部位皮肤	表皮基底层黑素细胞数目增加，皮突延伸，真皮乳头处噬色素细胞增多	褐色或黑褐色斑疹，或稍隆起，圆形，边缘规则，颜色均一。幼年发病，数目一般几个至几十个，多散在分布，随年龄逐渐增多。与日晒无关。是一种与遗传因素有关的神经嵴发育病	Q开关激光

续表

名称	发病部位	病理表现	临床表现	治疗方法
黄褐斑	额、眉、颊、鼻及上唇等颜面皮肤	表皮和真皮中色素增多，真皮中噬色素细胞也有较多的色素。有时在血管和毛囊周围有少数淋巴细胞浸润	淡褐色或深褐色斑，形状不规则，对称分布。色素斑起初多发，部分可逐渐融合成片，色素随季节、日晒、内分泌等因素的变化而发生颜色轻重变化	一般建议患者通过调节饮食、内分泌，综合治疗
褐青色痣	面部，绝大多数在颧部，少数也可在眼睑、鼻翼部皮肤	表皮正常，主要变化在真皮上部，特别在乳头下部，胶原纤维之间散在细小、梭形黑素细胞	直径1～5mm灰褐色、黑灰色或黑褐色色素沉着斑，圆形、椭圆形或不规则形，境界比较清楚数目不等。可为数个到数十个，绝大多数对称分布。有时经不规范治疗后可融合成片	Q开关激光

296. 太田痣有何临床表现？行激光治疗后的护理措施有哪些？

答：太田痣是一种侵犯三叉神经分布区皮肤的真皮层黑色素增多的疾病，以东方民族常见。分为先天性和后天获得性两种，表现为棕色、灰色或蓝色的斑点或斑片，边界不清，颜色深浅不一，主要受真皮内色素颗粒的多少、密度及深浅所影响。皮损的初发部位依次为：下睑、颧、巩膜、颞、上睑。太田痣还可以广泛累积眼、耳、鼻、口、喉咙等部位的黏膜，皮损越广泛，黏膜累及越多见。有些还可以并发青光眼。因为太田痣发生在面部，所以对患者的容貌有很大的影响，建议早期治疗，而且治疗效果比较显著。一般用Q694nm或Q755nm激光治疗太田痣，点状或片状治疗，术后即刻冷敷，术后有2～3天的肿胀期，表面会形成一层小痂皮，待其自然脱落，初期可能会有色素沉着，一般 2～6个月后消退。术后应预防感染，可外用抗生素软膏，出现小水疱的可待其自行吸收，大的水疱可将水疱内液体排出。同时应避免剧烈运动，治疗区也不能搔抓，术后注意防晒，外用防晒霜。一般需治疗3～6次。

第十四节　注射美容

297．何谓注射美容？

答：注射美容是非手术类的整形美容治疗，是利用注射的方法，将生物材料、自体组织细胞或人工合成生物兼容性材料注射入不同层次，通过不同的作用机制达到填充塑形或减少皮肤皱褶的治疗方法。

298．注射美容适用于哪些方面？

答：注射美容适用于：①面颈部皱纹，额横纹、眉间纹、鱼尾纹、口周皱纹、鼻唇沟、颈纹；②面部轮廓，丰面颊、丰颞、丰额、隆额、隆鼻；③面部凹陷填充，痤疮瘢痕和其他面部凹陷等；④丰唇等唇部注射。

299．注射美容有哪些注意事项？

答：（1）术前注意事项　①治疗前保持肌肤的清洁，任何化妆品和护肤品都需要清洁干净。②为防止注射部位出血和肿胀，治疗前一周内，不要服用阿司匹林等抗凝药物。③注射区内有炎症者，待炎症治愈后方可注射。

（2）术后注意事项　①术后严格遵守医嘱。②术后一周内洗脸洗澡时回避注射区，避免触摸或按摩注射部位，不做面膜皮肤护理。③术后一周内勿食海鲜、辛辣刺激食物及饮酒。④避免服用抗凝血药物或相关禁忌药物。⑤若不良反应持续一周以上需尽快联系医生。

300．注射美容后的护理包括哪几个方面？

答：注射美容后的护理包括：①术后即刻冰敷，以减轻术后肿胀、出血及疼痛。②注射除皱术和填充后禁止按摩，注射咬肌术后患者可给予口香糖咀嚼使药物在肌肉内均匀扩散。③术后严格遵守医嘱。④避免服用抗凝药物，肉毒素注射后患者应避免使用氨基糖苷类药物。⑤若不良反应持续一周以上需尽快联系医生。

301．目前批准使用单位注射美容产品主要有哪几类？

答：目前批准使用单位注射美容产品主要有胶原蛋白、A型肉毒素、透明质酸、爱贝芙、自体脂肪。

302．简述胶原蛋白注射美容的原理？

答：注射胶原蛋白美容是对软组织进行容量填充和塑形。人体皮肤蛋白的1/3是胶原蛋白，当美容胶原注射入凹陷的皮肤后，脱水收缩重新排列，至近似于体内自然胶原纤维。数周后体内成纤维细胞、毛细血管、脂肪细胞向胶原移植物内移行生长，并合成自身的胶原蛋白，最终形成自身正常结缔组织，使凹陷回复，皱纹变浅或消失。注射后能诱导宿主细胞和毛细血管向胶原内迁移，是因为胶原细胞外间质的主要成分，亦是细胞生长的良好培养基，宿主的成纤维细胞在毛细血管输送氧气和营养的情况下进行正常的细胞活动，合成宿主自身的胶原及其他细胞外间质成分。

303．胶原蛋白注射美容有哪些适应证和禁忌证？

答：胶原蛋白注射美容适应证：①面颈部皱纹：额横纹、眉间纹、鱼尾纹、口周皱纹、鼻唇沟、颈纹。②面部轮廓：丰面颊、丰颞、丰额、隆颏、隆鼻。③面部凹陷填充：痤疮瘢痕和其他面部凹陷等。④丰唇等唇部注射。

胶原蛋白注射美容禁忌证：①胶原过敏试验阳性者。②过敏体质者及使用免疫抑制剂者。③有自身免疫性疾病或结缔组织疾病者。④对已知胶原蛋白过敏或对先前局部注射植入剂过敏者。⑤孕妇及哺乳者及婴幼儿。⑥风湿性疾病患者及其他严重疾病患者。⑦不可用于隆乳或骨、肌、腱、韧带及肌肉的植入使用。

304．胶原蛋白注射美容的最佳深度是皮肤的哪一层?

答：胶原蛋白构成的原纤维组成的粗细不等的胶原纤维束，是真皮纤维中的主要成分。故胶原蛋白注射美容的最佳深度为皮肤的真皮乳头层。

305．胶原蛋白注射美容有哪些注意事项?

答：术前注意事项：①治疗前保持肌肤的清洁，任何化妆品和护肤品都需要清洁干净。②为防止注射部位出血和肿胀，治疗前一周内，不要服用阿司匹林等抗凝药物。③注射区内有炎症者，待炎症治愈后方可注射。术后注意事项：①术后严格遵守医嘱。②术后一周内洗脸洗澡时回避注射区，避免触摸或按摩注射部位，不做面膜皮肤护理。③术后一周内勿食海鲜及饮酒。④避免服用抗凝药物。⑤若不良反应持续一周以上需尽快联系医生。

306．胶原蛋白注射美容后可能发生的并发症有哪些? 如何预防及处理?

答：①胶原蛋白过敏反应。胶原蛋白注射前必须进行皮肤过敏试验，试验阳性者禁止注射。即使皮试阴性仍有可能出现过敏反应。对于有严重过敏或自身免疫性疾病家族史者不适宜胶原蛋白注射美容。过敏反应常见症状为水肿、结节、压痛、瘙痒和红斑等。另外还有炎症、溃疡甚至囊性肉芽肿反应的报道，但非常少见。②非炎症性反应。是胶原蛋白注射后常见的不良反应，表现为暂时肿胀、轻度发红，略感不适等，这些症状一般在

24～48h内消失。③胶原蛋白注射还可造成表皮下形状不规则、淡色的胶原结节或栗样丘疹改变。④有时会出现皮肤色素沉着。⑤目前已有胶原蛋白注射后逆行运动导致视网膜血管闭塞致一侧眼部分视力丧失的报道。

307．胶原蛋白注射美容操作步骤有哪些？

答：（1）**皮肤试验** 为防止发生过敏反应，接受胶原注射前应先做皮肤试敏。用0.2mL胶原在前臂屈侧做真皮注射，过敏反应常发生在几天内，一般在72h开始观察，并继续观察4周。阳性表现为注射区红斑、硬结、压痛及肿胀，可伴有瘙痒，持续6h以上，全身症状有恶心、乏力，可伴有皮疹、关节痛及肌肉痛。阴性表现为3～4d后注射区变平，红斑、瘙痒消失，但尚需追问有无短暂的症状及体征。如有疑问或仅有不典型的局部反应，1个月后在对侧前臂再做一次试敏，以确定是否过敏。即使无过敏症状和体征，但皮试部位有硬结者，则表明在面部用小剂量也会出现同样情况，故此类患者不宜接受治疗。皮试出现阳性症状后不需任何治疗，8～10周后会自行消失；也可服用类固醇类，以免遗留下试敏区的瘢痕。

（2）**注射方法** ①将存放于0～5℃冰箱内的注射胶原针剂置室温1h复温；用一次性注射器及5号针头吸取胶原。②患者取平卧位或使头部有依靠的半卧位；常规皮肤消毒。③操作者手持胶原注射器，针尖斜面向上，左手绷紧皮肤，将针头与皮肤呈15°角缓缓刺入皱纹末端或皮肤缺损区内，进针深度为真皮乳头层内。④边退针边均匀注入胶原，以皮肤逐渐变白、隆起或毛孔处溢出胶原为宜，若皮肤颜色未变白，说明进针过深。⑤注射后用棉签将注射到皱纹以外的胶原轻轻挤压至皱纹中，使胶原均匀分布于其中，以获得更好的充填效果。⑥凹陷性皮肤缺损可行放射性注射，注射后轻揉注射部位，使胶原均匀分布。因胶原注射液中含有0.3%利多卡因和磷酸盐缓冲液，注射24h后水分吸收，胶原体积会缩小，故不应按压过于平整。

308．A型肉毒素的作用原理？

答：肉毒素是肉毒杆菌在生长繁殖过程中产生的一种细菌外毒素。根据肉毒素抗原性的不同，可将其分为A、B、C_1、C_2、D、E、F、G八个型。这些毒素的分子质量都在150kD左右，其中A型是毒力最强的。目前已开发应用于临床的主要是A型和B型。A型肉毒素是由二硫键结合的重链和轻链组成的多肽链，该链可以被蛋白酶裂解。A型肉毒素是通过对乙酰胆碱释放所必需的蛋白质的裂解而阻断神经肌肉传导，并引起松弛性麻痹。在正常情况下肌肉收缩过程是：神经冲动→乙酰胆碱（Ach）→终板电位→肌肉动作电位→肌肉收缩，注射后的毒素结合在胆碱能神经末梢的受体部位，毒素肽链的重链结合在神经末梢的无髓鞘区域，毒素本身进入神经膜，乙酰胆碱被轻链阻断在胞浆内，不能通过神经肌肉接点，神经不再传递介质，肌肉就发生麻痹，从而降低肌张力，缓解肌痉挛。A型肉毒素不阻断神经兴奋的传播，神经和肌肉都没有兴奋性和传导性的损伤，这种作用叫做化学去神经作用。肉毒素治疗皱纹的机理在于，面部表情肌止于皮肤，收缩时直接牵动皮肤，这些表情肌的反复收缩是动力性皮肤皱纹产生的重要原因。肉毒素通过阻断神经肌肉传导、抑制肌肉的收缩而达到治疗皱纹的作用。受注射的量影响，最早可在24h后，一般在注射毒素后48～72h出现目标肌肉的无力松弛，作用高峰通常在7～14天后到来。这种肌松弛时间是有限的，约维持3～6个月。

309．A型肉毒素注射的适应证及禁忌证分别有哪些？

答：（1）A型肉毒素注射的适应证　①去除面颈部皱纹：眉间纹、额横纹、鱼尾纹、鼻唇沟、口周皱纹、颈纹等动力性皱纹；②瘦脸（咬肌肥大所致的面型宽大）；③眉毛上抬、下垂或不对称；④瘦小腿（腓肠肌肥大所致的小腿过粗）；⑤止汗等。

（2）A型肉毒素注射的禁忌证　①重症肌无力、多发性硬化症、先天性上睑下垂等神经肌肉病变。②对肉毒素制品中任何成分过敏者或过敏体质者。③有心、肝、肺、肾等脏器疾病，体质非常瘦弱者、活动性肺结核、血液病、结缔组织病、妊娠和儿童应慎用。④2周内有使用与肉毒素相互作用的药物，如氨基糖苷类抗生素及青霉胺、奎宁、环孢素、吗啡、钙离子传导阻滞剂等，因这些药物可增加肉毒素的毒性。

310．A型肉毒素制剂如何保存？

答：未开封的瓶子可置于2～8℃冷藏。配制后的可2～8℃冷藏保存，4h内使用。

311．A型肉毒素如何配制？

答：选用2.5mL注射器针头抽取适量的生理盐水，以45°的角度将针插入肉毒素瓶内，瓶内真空会将生理盐水自动吸入，注意应使生理盐水缓慢进入以避免产生过多泡沫。将注射筒从针头上拔下，让空气通过针头进入瓶内，中和负压。轻轻旋转小瓶，使肉毒素在生理盐水中溶解，切勿翻转震动瓶子致泡沫产生。用另一新的无菌注射筒接上针头，从瓶底一角抽出稀释液，勿将小瓶翻转。将用于配制的针头拔下，换上与所注射适应证相对应的针头注射。

312．A型肉毒素对哪些部位注射效果明显？

答：注射A型肉毒素效果明显的部位有：①对动力性皱纹有效，包括眉间纹、额纹、鱼尾纹、口周皱纹、颈纹等；②瘦脸（咬肌肥大所致的面型宽大）；③瘦小腿（腓肠肌肥大所致的小腿过粗）。

313．A型肉毒素注射时的注意事项有哪些？

答：注射中要严格执行无菌操作技术，防止感染，每点注射后认真压迫止血，局部可给予冰冻的生理盐水纱布湿敷，疼痛和出血即可缓解，以免发生皮下血肿和瘀斑。如患者有不适，立即平卧，氧气吸入，监测患者脉搏、心率等生命指征，糖水口服可以避免低血糖，症状即可缓解。若有严重胸闷、呼吸困难，平卧后立即应用呼吸气囊加压给氧，通知医生，并肾上腺素1mg肌内注射。

314．A型肉毒素注射后的护理要点有哪些？

答：注射后6～24h内避免按摩及擦洗注射部位，以免肉毒素扩散入眶内，造成眼肌麻痹。首次注射，应留院观察30min后，询问患者有无不适，如无不适后方可离开，防止患者突然起身晕厥，甚至摔伤。术后康复指导：注意按压好注射针孔处防止皮下出血导致淤青，3d内忌按摩和热敷注射部位；1周内禁食辛辣、海鲜食物、忌烟酒；注射后1h内，每隔15min可主动做抬眉、皱眉等肌肉运动，有利于达到更好的效果；肉毒素注射后，药效在1周后才能作用，部分患者可出现上睑下垂或早期表情的不自然，此症状在2～8周可自行消退；注射部位1d内不能沾水、不能化妆，忌大笑等过度表情肌活动；下次注射时间需间隔4～6个月，不可短期内多次注射。

315．A型肉毒素注射后的并发症有哪些？如何预防与处理？

答：A型肉毒素注射后的并发症有：①上睑下垂，是由于注射的毒素弥散、通过眶隔膜使上睑提肌麻痹造成的。通常在注射后7～10天出现，表现为上眼睑下垂，挡住虹膜上部，一般持续2～4周，可自行缓解。②由于额肌的作用很多，额肌全部麻痹会导致眉毛和上眼睑下垂、双侧眉毛不对称等。另外，额肌对面部表情有很重要的作用，可能出现面部表情的消失，俗称面具脸。严重的眉毛部位的软组织也下垂，甚至会挡住眼睛。一般

3～4个月后可自然恢复。③针对鱼尾纹的注射可能导致下眼皮松弛或眼袋突出、暂时性的外下眼睑下垂、复视，如果肌肉麻痹的时间过长，可以导致角膜暴露、眼干、浅表点状角膜角化甚至角膜溃疡。④注射瘦脸时可能导致面神经的麻痹，也应注意避免刺穿面动脉。⑤当两侧注射剂量不一致时可能到时两侧不对称，可通过补充注射调整。

316．保妥适与A型肉毒素在注射美容方面有何相同点与不同点？

答：保妥适的主要成分为A型肉毒梭菌毒素，与国产的A型肉毒素一样都能起到抑制肌肉收缩的作用，但两者又有差别。①成分不完全相同：保妥适是由A型肉毒素和人血白蛋白及氯化钠共同构成，分子量较大，而且不容易致敏。国产的衡力肉毒素则含有医用明胶，它是由猪或牛的胶原纤维温和断裂后形成的水解产物，有一定的致敏性。保妥适的分子量较衡力肉毒素的分子量稍大，所以在单位剂量下，保妥适肉毒素的浓度会相对高一点。②相同注射器针头下保妥适注射后的弥散面积相对较小，确保了注射部位的准确性，从而达到更好、更精确的效果。

317．透明质酸注射美容的原理是什么？

答：透明质酸英文名Hyaluronic Acid（简称HA），俗称玻尿酸，是天然形成的一种线性多糖化合物，其糖基成分含有D-葡糖醛酸和N-乙酰葡糖胺。它广泛分布于哺乳动物和人体内的皮肤、玻璃体、房水、滑膜液、胎盘等结缔组织的细胞外基质中，没有种族和组织特异性，因此，纯透明质酸是没有免疫原性的。透明质酸的生理学特性是由透明质酸的大分子量和亲水性决定的。它是真皮层细胞外基质中分子量最大（相对分子质量5万）及数量最多的糖胺多糖。透明质酸中的双糖单位由于表面呈负电荷，具有非常强的亲水性，能够结合大量的水分子，它有很强的保持水分的作用，能保持细胞间合适的湿润环境，是天然保湿因子。用于医疗美容的填充物应该能在体内维持相当一段时间。而天然透明质酸在组织内的半衰期仅为1～2天，因此，单纯透明质酸并不适合应用于软组织填充。通过化学方法将透明质酸分子相互交联，可以得到一种大型分子。这种分子具有和透明质酸相似的生物相容性，但不溶于水，因此注射后能够在组织内存留更长的时间。由于它保留了透明质酸高度亲水的特性，它可以吸附许多水分子形成一种三维网状结构，即凝胶。透明质酸凝胶的分子结构依赖大量共价键维持，因此它是一种化学凝胶。同时，因为其内含有大量的水分子（95%质量为水分子），它也是一种水凝胶。透明质酸凝胶注射入人体内逐渐被代谢吸收，一次注射效果一般能够维持6～12个月，若追加补充注射，效果可达到18个月。不同个体不同部位有所区别，如唇部吸收较快，一次注射效果维持时间较短，需在6个月内补充注射；鼻唇沟、口周皱纹、凹陷填充等一次注射能维持9～12个月。另外，根据皮肤组织的结构特点，生产商已生产出不同大小的凝胶颗粒以适应于不同层次的组织结构，使其达到最佳的填充效果。

318. 透明质酸注射美容的适应证及适应部位有哪些？

①面部凹陷性静态皱纹，额横纹、鱼尾纹、口周皱纹、眉间纹、鼻唇沟；②面部轮廓，丰面颊、隆额、丰颞、丰额、隆鼻、鼻尖矫正；③面部凹陷填充，痤疮瘢痕和其他柔软瘢痕；④丰唇。

319. 透明质酸注射美容的注意事项有哪些？

答：（1）术前注意事项：①治疗前保持肌肤的清洁，任何化妆品和护肤品都需要清洁干净；②为防止注射部位出血和肿胀，治疗前一周内，不要服用阿司匹林等抗凝药物。

（2）术后注意事项：①术后严格遵守医嘱；②保持面部放

松，勿做过多的面部表情；③治疗后至少两周内，避免接触高热环境；④避免触摸或按摩注射部位；⑤若不良反应持续一周以上需尽快联系医生；⑥避免服用抗凝药物。

320. 透明质酸注射美容的并发症有哪些？如何预防与处理？

答：（1）面部皱纹

① 鼻唇沟：透明质酸注射可明显改善鼻唇沟皱褶。许多受术者仅表现为中度的鼻唇沟皱褶，应用一支成品制剂即可完成填充。对于较深的鼻唇沟皱褶，1次注射不能达到明显改善效果，可在2～4周后再次注射治疗。如果鼻唇沟皱褶不明显，少量注射即可带来明显改善，剩余的可用于治疗其他面部轻度皱纹。透明质酸在鼻唇沟注射时，多数受术者无需任何形式的麻醉，少数疼痛耐受力弱者可在术区周围使用利多卡因软膏表面麻醉。透明质酸注射去鼻唇沟术后最常见的不良反应是皮肤青紫和肿胀，通常在5～7天后消退。由于面动脉行于鼻唇沟深面，注射可能导致血管栓塞，但此并发症非常罕见。

② 眉间纹：眉间静力性皱纹应用透明质酸填充效果较好。眉间纹明显者可首先应用肉毒素注射治疗，以消除动力性皱纹、改善静力性皱纹。残留皱纹可再用透明质酸注射填充。眉间纹的注射一般仅需少量透明质酸，剩余的可用于治疗其他面部轻度皱纹。大多数受术者仅需表面麻醉即可耐受眉间纹注射。眉间纹注射最严重的并发症是血管栓塞所致的局部组织坏死，但非常少见。

③ 口周皱纹：口周皱纹可通过透明质酸注射进行改善。注射接近红唇部位时，常能感到明显疼痛，故部分受术者可能需局部浸润麻醉。唇周的注射治疗常能导致术后明显肿胀和皮肤瘀斑。术后立即冷敷有助于减轻此症状。

（2）面部轮廓塑形　透明质酸注射可用于矫正面颊部和颞部等凹陷，也可用于丰额、丰颞、隆颏和轻度低鼻的塑形。面部轮廓塑形时需深层次注射，常见的注射层次为真皮深层、真皮皮下交界处或骨膜上层。为达到理想效果，注射用量较大。最好进行神经阻滞麻醉。面部注射术后最常见的不良反应是皮肤红斑和肿胀，通常在一周内自行缓解。可能有些操作不当的出现感染，一经发现，就必须马上积极抗感染治疗处理。

（3）丰唇　对于有丰唇意愿者和随年龄增长的唇部软组织萎缩者，玻尿酸注射能改善上下唇体积，达到丰满唇部的效果。注射层次位于唇黏膜下。术后2～4周内可实施第二次填充，以达到较理想的填充效果。上下唇是面部最敏感的部位之一，注射丰唇需采用神经阻滞麻醉。注射丰唇后最常见的不良反应为明显肿胀和皮肤青紫。在医生指导下冰袋冷敷和头部高位有助于消肿。肿胀一般会在1～2天后逐渐消退，皮肤青紫可能持续7～10天。若有单纯疱疹病毒感染史，注射丰唇可能会引起病毒复发，术前要告知医生，以提前做预防治疗。

321．爱贝芙注射美容的作用机理有哪些?

答：爱贝芙是一种可注射的医学美容材料，能起到持久的除皱和整形作用。爱贝芙是20%容积PMMA微球在80%容积的胶原溶液中的悬浮液。为了减轻在植入过程中的疼痛，内含0.3%的利多卡因。爱贝芙所含PMMA为直径在32～40μm之间的圆形光滑微球，这是一个合适的尺寸，大到足以逃避巨噬细胞的吞噬作用，小到足以通过细针孔，并能够穿透进入深部真皮层的胶原纤维网络。爱贝芙中的胶原蛋白分子经过去敏处理，使过敏可能性降到很低。1～3个月后，注射入的胶原逐渐降解并被人体自身的胶原所代替。而PMMA不会降解，永久性地留在填充部位，起到持久除皱和塑形效果。

322．爱贝芙注射美容的注意事项有哪些?

答：①爱贝芙注射除皱术后，部分人在注射部位可能有短时间的轻微红肿、触痛或发痒，这些都是暂时现象，一般在注射后一周内自然消失；②术后24h内局部保持清洁干燥，局部避免沾水，以保证注射爱贝芙后不会发生感染；③术后3天内应保持注射部位处于静止状态，不要触摸、按压或热敷，同时避免大笑或哭泣，防止面部肌肉频繁运动，以保证爱贝芙在填充部位的均匀分布；④爱贝芙注射后3天内复查，以保证注射效果及减少并发症的发生；⑤术后1周内避免使用刺激性食物和易过敏食物；⑥术后1周内避免做皮肤护理和局部按摩等，以防止爱贝芙局部扩散。

323. 爱贝芙注射美容的适应证、禁忌证分别有哪些？

答：（1）爱贝芙注射美容的适应证　①面部皱纹填充或面部轮廓塑造；②丰唇；③鼻部形态不佳；④人中缺陷；⑤口周唇缘线；⑥下颏充填；⑦乳头充盈；⑧痤疮凹陷性瘢痕；⑨水平下颏及颈部皱折。

（2）爱贝芙注射美容的禁忌证：①对胶原蛋白过敏者；②对利多卡因过敏者；③有免疫疾病者；④瘢痕体质者；⑤正在使用皮质激素者。

324. 何谓自体脂肪颗粒注射移植术？其适应证、禁忌证分别有哪些？有何优、缺点？

答：自体脂肪颗粒注射移植术，是指将人体自身脂肪较丰富的部位，如腹、臀、大腿或上臂等处的脂肪，用负压吸脂方法吸出，经过特殊处理或纯净脂肪颗粒后，注射植入需要改变的有缺陷的受区内，以改变完善受区形态的一种手术方法。

适应证：①面部皮下凹陷性缺损或畸形：用于填充面部皮下凹陷性缺损或畸形，如单侧或双侧颜面萎缩，面部软组织发育不良，颧、颞、额、眶区的凹陷，面部手术或外伤性导致的凹陷、上唇过薄、鼻唇沟过深或耳垂较小等。②先天性乳房发育不良，哺乳后乳房萎缩，双侧乳房大小不对称，乳头凹陷畸形等。③植皮区的凹陷。④吸脂过度造成的凹陷。⑤身体其他部位软组织凹陷，如臀、大腿、小腿弯曲等。⑥手部软组织萎缩。⑦可用于面部皱纹、重睑术后多余的皱纹等填充。

禁忌证：①组织有炎症及手术切口邻近部位有炎症者，或机体其他部位有活动性感染病灶者。②重要脏器有病变或糖尿病不能耐受手术者。③患免疫系统或造血系统疾病者。④瘢痕体质或异常体质、过敏体质者。⑤精神疾病患者。⑥除上述禁忌证外，乳房内有异常包块或腋窝淋巴结肿大者、妊娠期或哺乳期女性、乳癌术后复发或有转移倾向者、乳房下垂明显者、未成年女性也是自体脂肪颗粒注射移植隆胸术的禁忌人群。

自体脂肪颗粒注射移植术优缺点

（1）优点　①移植物为自体组织，其生物学特性远远优于任何人工的组织代用品、异体或异种材料，脂肪颗粒移植取材容易，组织来源丰富，操作简便，安全可靠，易于成活。②手术方法优点：a.传统的手术切除脂肪块或真皮脂肪块移植术，创伤大，留有较大的手术瘢痕，而且可能会造成供区的缺损；采用游离脂肪颗粒注射，移植创伤小，供、受区都不留明显瘢痕，受区形态均匀自然，无体表阴影；可重复注射，易于塑形。b.其他优点：吸脂减肥与软组织填充，特别是吸脂塑形与隆胸术一次完成，费用相对较低，痛苦小，受术者乐于接受。

（2）缺点　①目前脂肪移植的成活率较低，各个部位的成活率不同，结果难以准确预测。②由于有脂肪抽吸和注射两次操作，增加了受术者的创伤。③可能需要多次注射才能达到较满意的效果，增加治疗次数和治疗时间。

325．自体脂肪注射美容常用部位有哪些？

答：自体脂肪注射美容常用部位有：

（1）在颜面部的应用　①颜面部凹陷颧、颞、额部的凹陷；眼眶区的凹陷；上唇过薄；鼻唇沟过深均可使用脂肪颗粒注射移植。②重睑术后多余皱纹：部分患者在预定重睑线上又多出 1～2 条皱纹，在眶隔脂肪去除过多或重睑切口上缘轮匝肌去除过多时会出现这种现象，可用脂肪颗粒注射填充。③颜面萎缩一般双侧颜面萎缩，大面积软组织发育不良。④植皮区或萎缩性瘢痕凹陷需根据凹陷的范围、深度来确定需要的脂肪量。

（2）自体脂肪颗粒隆胸术 从安全性来讲，用自体脂肪隆胸是最佳选择。自体颗粒脂肪注射移植隆胸术的选择也有一定限制，适合于乳房较小、乳房轻度萎缩、对乳房体积增加要求不大的受术者，且自身其他部位必须有多余的脂肪以供采用。由于乳房后的组织容量有限，一次不能注入太多的脂肪组织，否则移植的脂肪组织不能得到充分的血液供应，容易发生坏死。另外，移植的脂肪有吸收的问题。因此自体颗粒脂肪注射移植隆胸术一般需要多次注射才会有较明显的效果。

（3）身体各部位软组织凹陷 包括臀部平坦凹陷，大腿、小腿弯曲，吸脂术后的凹陷等，所需脂肪的量根据凹陷区实际需要来定。

326. 自体脂肪注射美容的注意事项有哪些？

答：（1）术前注意事项 ①进行体检，确保自身身体健康、精神正常，并能正确看待手术效果，且无严重器官疾病，无出、凝血疾病，无糖尿病及免疫性疾病及神经运动功能障碍；②施行手术部位无局部感染病灶；③术前半月禁服抗凝血药物及阿司匹林；④女性患者避开月经期。

（2）术后注意事项 ①术后尽可能减少活动，以利于恢复和消肿，但无须卧床休息；②吸脂术后一个月内尽可能使用弹力绷带，避免血肿，帮助收紧皮肤；③遵照医嘱口服消炎药 3～5 天。

327. 目前常用于注射美疤（瘢痕治疗）的药有哪几种？

答：临床上常用的用于瘢痕治疗的注射类药物主要是一些长效糖皮质激素，有曲安奈德、去炎松类、复方倍他米松注射液等。最常用的是曲安奈德注射液，用2%利多卡因注射液对半稀释后注射入瘢痕内，以瘢痕轻微发白为宜。

328. 注射美疤的注意事项有哪些？

答：注射美疤的注意事项有：①局部或全身感染者、结核病及癌症患者治疗前要告知医生病情；②留意自身的不良反应，一旦出现不适尽快就医；③女性患者要特别留意自身的月经情况。

329. 注射美疤的并发症有哪些？

答：注射美疤的并发症有：①局部组织萎缩：主要是向瘢痕内注射药物时将药物误注入瘢痕下正常的皮下组织或瘢痕周围正常的皮肤内所致。②局部皮肤色素沉着或脱失：主要是激素类药物干扰体内色素的正常代谢，使色素合成和分布发生障碍所致。③病灶周围毛细血管扩张：这是激素类药物的常见副作用。④生理机能失调：比较常见的是女性患者发生月经紊乱，甚至闭经。⑤局部组织坏死：主要是单次注射的剂量过大所致。⑥皮下药物颗粒沉积钙化灶形成：多因注射层次过浅引起。

第六章

整形美容外科常用操作技能

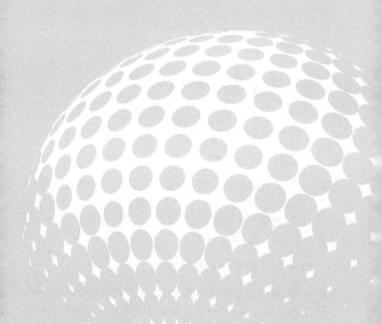

第一节　吸痰

330. 如何正确吸痰?

答：①接通电源，打开开关，检查吸引器性能是否良好，连接是否正确。

② 根据患者情况及痰液的黏稠度调节负压（成人 300～400mmHg 或 0.04～0.053MPa）连接吸痰管，用生理盐水湿润吸痰管并试吸是否通畅。

③ 左手持吸痰管末端并折叠，右手用镊子夹吸痰管（或用戴手套的手持吸痰管前端）轻轻插入口（鼻）腔至咽喉部，然后放松导管末端，由深部左右旋转向上提拉，边吸边退吸净痰液。

④ 用生理盐水冲洗后，更换吸痰管再深插至咽喉进入气管，然后吸引。

331. 吸痰的压力是多少?

答：一般成人300～400mmHg（或0.04～0.053MPa），儿童250～300mmHg（或0.02～0.04MPa）。

332. 吸痰时如何备物?

答：电动吸引器或中心负压吸引装置、治疗盘内置无菌有盖罐2个（盛生理盐水和装无菌纱布）、无菌手套、无菌持物钳或镊子、吸痰管数根、玻璃接头、弯盘、电筒、听诊器，昏迷患者还需备：开口器、压舌板、舌钳。

333. 吸痰的注意事项有哪些?

答：①严格按照无菌操作原则，治疗盘内用物应每天更换1～2次，吸痰管应每次更换。②保护呼吸道黏膜，插管时动作轻柔，不可使用负压，以免损伤呼吸道或口腔黏膜。③吸痰方法正确，吸痰前后应当给予高流量吸氧，吸痰时间不宜超过15s，如痰液较多，需要再次吸引，应间隔3～5min，患者耐受后再进行。④随时观察，在操作过程当中随时观察患者痰液性质、颜色、量、黏稠度，患者的面色、呼吸是否改变。⑤对于痰液黏稠的患者，可以配合翻身扣背、雾化吸入、或经人工气道注入生理盐水3～5mL，使痰液稀释，易于吸出。如患者发生缺氧的症状如紫绀、心率下降等症状时，应当立即停止吸痰，休息平稳后再吸。

334. 吸痰有哪些并发症？

答：低氧血症、心律失常、低血压、肺部萎缩或肺不张、气道黏膜损伤、诱发支气管痉挛。

第二节　吸氧

335. 给氧的方式有哪些？

答：鼻导管或鼻塞给氧、面罩法、氧气帐法或头罩法。

336. 何谓氧中毒？如何预防？

答：氧中毒是指机体吸入高于一定压力的氧一定时间后，某些系统或器官的功能与结构发生病理性变化而表现的病症。

预防：①氧敏感试验，让受试者在280kPa下吸纯氧30min，如出现惊厥前期症状，则氧敏感试验阳性；②严格控制吸氧的压强；③间歇吸氧，在两次吸氧之间吸空气5～10min，可以延长吸氧总时程，达到最大限度利用氧的目的；④控制发病因素，保证供氧装置处于良好状态，严格操作规程；了解患者的日常生活、作息制度和精神状态；吸氧时，尽量减少不必要的体力活动；吸氧期间，医护人员应密切关注，以便发现情况及时处理。

337. 氧中毒的临床表现是什么？

答：氧压的高低不同对机体各种生理功能的影响也不同。当吸入 $60 \sim 100kPa$ O_2 时，其毒性突出地表现在视觉器官；$100 \sim 200kPa$ O_2 时，主要表现在呼吸系统；$300kPa$ O_2 以上时，主要出现中枢神经系统症状体征。以上3种情况分别称为：肺型、脑型、眼型氧中毒。

（1）肺型氧中毒

① 症状：类似支气管肺炎。其表现及通常的发展过程为：最初为类似上呼吸道感染引起的气管刺激症状，如胸骨后不适（刺激或烧灼感）伴轻度干咳，并缓慢加重；然后出现胸骨后疼痛，且疼痛逐渐沿支气管树向整个胸部蔓延，吸气时为甚；疼痛逐渐加剧，出现不可控制的咳嗽；休息时也伴有呼吸困难。在症状出现的早期阶段结束暴露，胸痛和咳嗽可在数小时内减轻。

② 体征：肺部听诊，常没有明显的阳性体征；后期症状严重时，可以出现散在的湿啰音或支气管呼吸音。氧压越高，这些症状和体征的潜伏期越短。

③ 实验室检查：

a.X 射线检查，可发现肺纹理增粗，或肺部片状阴影。

b.肺活量测定，肺活量减少是肺型氧中毒最灵敏的指标。

（2）惊厥型（脑型）氧中毒 大体上可分为连续的四个阶段：

① 潜伏期：潜伏期长短与吸入气中的氧压呈负相关，但并不呈线性相关。氧压增高，潜伏期缩短。

② 前驱期：表现包括a.面部肌肉抽搐，最常见，主要为面肌及口唇颤动；b.植物神经症状，有出汗、流涎、恶心、呕吐、眩晕、心悸和面色苍白等；c.感觉异常，可有视野缩小、幻视、

幻听、幻嗅、口腔异味和肢端发麻等；d.情绪异常，烦躁、忧虑或欣快等；e.前驱期末期可出现极度疲劳和呼吸困难，少数情况下可能会发生虚脱。

③ 惊厥期：前驱期后，很快出现惊厥。a.癫痫大发作样全身强直或阵发性痉挛，每次持续2min左右；b.在发作前有时会发出一声短促的尖叫，神志丧失，有时伴有大小便失禁；c.脑电图变化，出现于惊厥发生前，电压升高和频率加快，出现棘状波和梭状波（spindle-like waves）。

④ 昏迷期：如果在发生惊厥后仍处于高氧环境，即进入昏迷期。实验动物表现为昏迷不醒，偶尔局部有轻微抽搐，呼吸困难逐渐加重，再继续下去则呼吸微弱直至停止。人员在惊厥过后即使及时脱离高压氧环境，也有一段时间意识模糊或精神和行为障碍，一般在 1～2h后即可恢复，少数可熟睡数小时。不留明显后遗症。

（3）眼型氧中毒（ophthalmo-retinae type of oxygen intoxication）长时间吸入70～80kPa O_2 可十分缓慢地发病，主要表现为视网膜萎缩。不成熟的组织对高分压氧特别敏感，早产婴儿在恒温箱内吸入高分压氧时间过长，视网膜有广泛的血管阻塞、成纤维组织浸润、晶体后纤维增生，可因而致盲。在90～100kPa O_2，72h可出现视网膜剥离、萎缩，视觉细胞破坏；随时间延长，有害效应可积累。迄今为止，在能预防肺型、脑型氧中毒的条件下，一般可不发生视觉损害。

338. 何谓三凹征?

答：三凹征是指呼吸极度困难，辅助呼吸肌如胸部及腹部的肌肉都强力运动以辅助呼吸活动，此时虽企图以扩张胸廓来增加吸气量，但因肺部气体吸入困难，不能扩张，致使在吸气时可见胸骨上、两侧锁骨上以及下部肋间隙均显示凹陷。

第三节　给药

339. 激光治疗后常用药有哪几种？

答：做剥脱性激光治疗后常用表皮生长因子凝胶促表皮生长，用四环素眼药膏、红霉素软膏预防感染。也可用湿润烫伤膏促进恢复，用创尔胶原面膜促表皮修复。激光治疗后疼痛一般可用冰敷减轻，严重的可用轻度的激素类软膏，如克廷肤。除此之外，还有些弱激素药也可以减轻疼痛、水肿，如地萘德乳膏、尤卓尔等。如治疗色素性皮肤病，可口服维生素C、维生素E辅助治疗。

340. 如何正确选择肌内注射部位？

答：一般选择肌肉丰厚且距离大血管、大神经较远处，其中最常用的部位为臀大肌，其次为臀中肌、臀小肌、股外侧肌及上臂三角肌。注射有如下几种定位方法。

（1）臀大肌注射定位法　臀大肌起自髂后上棘与尾骨尖之间，肌纤维平行向外下方止于股骨上部。坐骨神经起自骶丛神经，自梨状肌下孔出骨盆至臀部，在臀大肌深部，约在坐骨结节与大转子之间中点处下降至股部，其体表投影为自大转子尖至坐骨结节中点向下至腘窝。注射时注意避免损伤坐骨神经。臀大肌注射定位方法有两种。

① 十字法：从臀裂顶点向左或右侧作一水平线，然后从髂嵴最高点作一垂线，将一侧臀部划分为四象限，其外上象限（避开内角）为注射区。

② 联线法：从髂前上棘至尾骨作一联线，其外上1/3处为注射部位。

（2）臀中肌、臀小肌注射定位法　该处神经、血管分布较少，且脂肪组织较薄，定位方法如下。

① 以食指尖和中指分别置于髂前上棘和髂嵴下缘处，在髂嵴、食指、中指之间构成一个三角形区域，其食指与中指构成的内角为注射区。

② 髂前上棘外侧三横指处为注射区域（以患者自己的手指宽度为准）。

（3）股外侧肌注射定位法 在大腿中段的外侧，一般成人可取髋关节下10cm至膝关节上10cm，约7.5cm宽的范围。此处大血管、神经干很少通过，且注射范围较广，可供多次注射。

（4）上臂三角肌注射定位法 取上臂外侧，肩峰下2～3横指处，此处注射方便，但肌肉较薄，只可作小剂量注射。

341．小儿肌内注射注意事项？

答：①减小进针的深度和角度。

② 与家长协商固定好孩子，不让其挣扎乱动，以免弄断针头。

③ 注射后不要立即离开，应在医院观察15min左右平稳后再离开。

④ 肌注后应让孩子休息一段时间，不要做剧烈的跑动。如孩子诉说打针部位疼痛，走动不便，要严密观察。

342．2岁以下小儿为何不宜选择臀大肌注射？

答：因幼儿在未能独自走路前，其臀部肌肉一般发育不好，臀大肌注射有损伤坐骨神经的危险。一般选用臀中肌，因为该处血管、神经分布较少，且脂肪组织较薄可减少危险。

343．何谓臀肌挛缩症？有何临床表现？

答：臀肌挛缩症是由多种原因引起的臀肌及其筋膜纤维变性、挛缩，引起髋关节功能受限所表现的特有步态、体征的临床综合征。自1970年Valderramal报告以来国内外已有众多报道，但病因及分类尚不十分明确。

临床表现：主要表现为外"八"字步态、并膝不能下蹲呈蛙式蹲位、跑跳受限、划圈征及交腿试验阳性等。病理特点：多数挛缩带位于臀大肌、阔筋膜张肌及二者之间，肌肉纤维化广泛而明显。光镜下表现为横纹肌萎缩、变性、间质纤维组织增生伴异物肉芽肿。

344．小儿头皮静脉输液常选用的静脉有哪些？

答：额正中静脉、眶上静脉、颞前静脉、颞静脉。

345．激光治疗外用局部药膏有哪些注意事项？

答：注意事项：①根据皮肤情况设定合适的参数。②注意观察激光治疗部位皮肤情况，如皮肤有无破损、红肿、水泡等。③皮肤红肿者需冰敷半小时。④治疗后保持治疗局部清洁干净，注意防晒，保湿。治疗后如有结痂，使其自然脱落，不要挠抓。

第四节 置管的护理

346．气管插管的适应证是什么？禁忌证是什么？

答：（1）适应证：①呼吸心跳骤停者。②喉痉挛或窒息者。③各种原因引起的自主呼吸障碍和呼吸衰竭者。④某些原因导致的上呼吸道梗阻，需建立人工气道者。⑤各种原因导致的下呼吸道分泌物过多，需经气管抽吸引流者。⑥全身麻醉或须经气管进行呼吸道疾病的诊断或治疗者。

（2）禁忌证：①咽喉部疾病患者，如喉头水肿、血肿或脓肿、肿瘤、灼伤或异物存留等。②胸主动脉瘤压迫或侵蚀气管壁者。③呼吸道急性炎症者。④具有严重出血倾向者。⑤颈椎骨折、脱位者。

347. 气管插管的护理要点有哪些?

答：①固定导管，检查其深度。每班交班时应记录气管插管的外露长度，时刻检查导管深度，是否有脱出。保持气管插管下端在气管分叉上 1 ~ 2cm，插管过深导致一侧肺不张，插管过浅易使导管脱出。选择适当牙垫，以利于固定和吸痰。

② 翻身或者进行护理操作时应注意观察患者情况，保护气管插管。

③ 保持人工气道通畅、湿化，定时给予气道内滴注湿化液、加强气道冲洗、雾化吸入及吸痰。

④ 吸痰时注意痰的颜色、量、性质及气味，发现异常及时通知医生，并给予相应处理。

⑤ 吸痰时严格执行无菌操作，使用一次性吸痰管，吸痰顺序为气管内—口腔—鼻腔，不能用一根吸痰管吸引气管、口鼻腔。每次吸痰时间不能超过15s。

⑥ 监测气囊压力，放气囊前先吸引口腔及咽部的分泌物，每隔4 ~ 6h将气囊放气5min，气囊注气后，压力应小于毛细血管灌注压 -25cmH$_2$O（1cmH$_2$O = 98.0665Pa）。

⑦ 气管插管后监测血氧饱和度、心率、血压及血气指标。

⑧ 做好预防肺炎、肺不张等并发症的护理。

348. 什么是气管切开术?

答：气管切开术是指将颈段气管的前壁切开，通过切口将适当大小的气管套管插入气管内，患者直接经套管进行呼吸或连接呼吸机实施机械通气治疗的一种操作方法。

349. 气管插管有哪些常见的并发症?

答：①喉炎；②肺炎、肺不张；③窒息；④肺部感染。

350．如果发生套管脱出应如何处理?

答：①套管脱出时应立即固定套管，并报告医生，切不可自行送回套管。

② 观察患者呼吸情况，若有堵塞物，应立即予以清除，保持呼吸道的通畅。若没有自主呼吸，应立即进行人工呼吸急救，遵医嘱予以呼吸活性药物。

③ 保护切口，避免吸入灰尘，引起肺部感染。

351．在气管插管中，气囊的作用是什么? 充气过多或不足会对患者造成什么影响?

答：固定气管套管的作用，充气过多会造成气管缺血坏死，过少起不到固定气管套管的作用。

352．气管插管的注意事项有哪些?

答：（1）插管操作：插管时，喉头声门应充分暴露，动作要轻柔、准确而迅速，以防损伤组织，尽量减少患者的缺氧时间。选择导管的型号以能容易通过声门裂为好，太粗插入时易导致喉、气管损伤，太细则导致通气不足。导管尖端通过声门后再深入 4～5cm，使套囊全部通过声门，不要误入一侧支气管或者食道。固定牢靠，胶布过敏时，立即改用其他方法固定；神志清楚者，要防止其自行拔管；浅昏迷的患者要防止患者躁动造成导管脱落。要随时观察固定情况和导管外露的长度。

（2）保持清洁：插管后注意患者口腔护理，随时清理口、鼻腔的分泌物。

（3）气囊充气适当：套囊充气以恰好封闭导管与气管壁间隙为度，勿盲目注射大量空气而造成气管缺血坏死。

（4）及时拔管：导管留置时间一般不超过72h，若病情需要较长时间置管可选经鼻插管或行气管切开。拔除气管导管时，应密切观察患者神志及缺氧表现，防止发生喉头水肿，可采取必要的防范措施。

（5）气体湿化：插管后由于丧失了生理气道对吸入气体的加湿作用，必须对吸入气体进行湿化，以防止气道内分泌物稠厚结痂。接呼吸机者应注意给湿化罐加水，保证湿化效果。未接呼吸机的患者可使用湿化器雾化吸入。

（6）保持气道通畅：及时吸痰，每次的时间不超过15s；如患者生命体征稳定，还可以给患者作变换体位吸痰。

353. 人工气道有哪些并发症？

答：气胸、出血、纵隔气肿、感染、气管-食管瘘。

354. 何谓引流？

答：引流是将伤口内或腔隙中的分泌物、血液、脓液、渗出物、消化液等，通过引流管引出体外。

355. 引流有哪几种方式？

答：开放性引流、闭合性引流。

356. 哪些整形手术需留置引流管？

答：假体隆胸术、大面积脂肪抽吸术、扩张器植入术、下颌骨磨削术、颧骨磨削术、巨乳缩小术、大面积拉皮术、腹壁成形术等。

357. 留置引流管需观察哪些内容？

答：观察引流管口皮肤情况，引流液量、颜色、性质、温度，患者心理状态。

358. 简述留置引流管注意事项？

答：（1）详细记录引流物的量及引流液性质，如有大量引流物的患者，应密切观察神志、血压及有无水、电解质紊乱，应注意调节输液速度及液体量。

（2）注意引流管是否通畅，有无扭曲、折叠及受压，需注意体位与压力等的改变，还要注意引流管的固定，避免移位、脱出，保证引流效果。

（3）应用引流管时，要注意引流瓶的位置不能高于患者插管口的平面。搬动患者时，应先夹闭引流管；引流液超过瓶体一半时，及时倾倒，以防因液面过高所致的逆流污染。

（4）注意保持各种引流管与伤口或黏膜接触部位的洁净，以防感染。

（5）做好引流液颜色、性状及量的记录，并及时报告医生。

（6）术后带有引流管的患者均有焦虑、恐惧等不良心理状况。向患者介绍引流的必要性和注意事项。应充分解释以消除紧张、恐惧、焦虑等不良心理，使患者积极配合治疗，早日康复。

359．引流管一般留置几天？拔管指征有哪些？

答：引流管一般留置2～3天，拔管指征：引流液颜色转为淡红色，引流量24h小于30mL，伤口无肿胀、淤血等情况。

第五节　神灯照射治疗

360．简述神灯照射治疗的原理？

答：神灯即为特定电磁波治疗器，主要是采取体外施予有效能量和物质发挥其作用。它和传统的红外理疗器及微波理疗器等其他此类治疗器的不同之处在于，特定电磁波治疗器的发明者选取了三十多种人体内不可缺少的元素，以无序聚和体、晶态氧化物和单质元素等特质形态，用特殊的制作工艺制成复合涂料板，该板所含元素在受电能转换成热量的激发下达到一定温度，便产生一种具有不同波长和不同能量的综合电磁波，恰与人体自身释放的电磁波相吻合，从而易为人体内的核苷酸信息高分子所吸收贮存，并在一定条件下由人体的纵深器官选择性吸收。

361．神灯照射治疗有哪些禁忌证及适应证？

答：（1）禁忌证：高烧、开放性肺结核、严重动脉硬化、出血症不适用于此治疗器。高血压患者不得照射头部或遵医嘱执行。

（2）适应证：适用于妇科常见病，如：各种宫颈糜烂、宫颈息肉、宫颈腺体囊肿、外翻、增生肥大、外阴侧切伤口感染及黏膜病变等。

362．神灯照射治疗的有效灯距为多少？

答：功率不同的神灯，其治疗有效灯距也不一样。功率500W以上，灯应在50～60cm以上；功率250～300W，灯距在30～40cm；功率200W以下，灯距在20cm左右。

363．简述神灯照射治疗的注意事项？

答：（1）将神灯电源插头插入额定电源插座内，打开定时器开关，指示灯亮后待神灯灯头预热10～15min即可进行照射治疗。

（2）接受照射的部位必须完全裸露，否则影响疗效。但照射面部时，患者应戴上有色眼镜或眼罩，保护双眼，以免发生眼球干涩现象。一般只用一台机照射，也可同时用几台机照射不同部位。

（3）照射距离不宜过近，否则易灼伤（如发红或起水泡），或因误触神灯灯头而被烫伤。距离过远，影响疗效。一般距离皮肤30～50cm，皮肤表面温度保持在40℃左右，或以患者自感舒适度为宜。如对婴幼儿使用，皮肤温度酌减。

（4）告知患者在加热状态下，严禁触碰神灯灯头，切勿自行调整神灯，以防烫伤。

（5）如不慎烫伤，及时报告医生护士，局部涂搽烫伤膏。

（6）勿让儿童操作神灯或接近加热灯头。

（7）高热、开放性肺结核、严重动脉硬化、出血症者不适合用神灯治疗，高血压患者不得照射头部。

第六节　电子线照射治疗

364．简述电子线照射治疗的原理？

答：电子线照射（放射）治疗可减少成纤维细胞的增生、抑制胶原的合成。因为瘢痕疙瘩肉芽组织中的纤维母细胞在24h内可转化为成纤维细胞，因此对部分患者在术后24h内开始实施放射治疗，以期达到预防瘢痕再生的目的。放射线作用于细胞可引起具有生物活性的有机化合物分子发生电离激发和化学键断裂，产生自由基，从而引起正常功能和代谢作用的障碍。放射线包括X射线、Y射线、β射线和电子线。X射线和Y射线属于电磁辐射，本身不带电，不能直接使组织电离，而是与生物组织内水分子作用产生自由基，这些自由基再与生物大分子作用使其损伤，而由直线加速器产生的电子线属于粒子辐射，其粒子带电，具有足够的动能，借助于碰撞可直接作用于组织和细胞中的生物大分子，使之发生损伤，预防疤痕增生。

365．电子线照射治疗的最佳能量为多少？

答：正常组织得到保护后，在距离创面5cm处以6MeV电子线放射治疗。每次剂量20～30Gy，首次照射在干预治疗后24h内进行，其余照射剂量平均分配，连续照射5～7天，总剂量为1800～2300ccy。

366. 电子线照射治疗的注意事项？

答：电子线照射治疗时注意用铅板，硅胶保护膜或补偿膜保护周围正常组织，注意观察照射部位及周边皮肤情况，防止灼伤以及放射性损伤，注意保护新鲜手术切口，积极预防感染。

367. 电子线照射治疗的护理要点有哪些？

答：在电子线照射治疗时协助医生打开敷料，注意用铅板或者硅胶保护膜保护周围正常组织，做完治疗之后包扎保护伤口，回到换药室时及时检查照射部位及周边皮肤情况及换药，防止电子线灼伤，皮肤伤口感染。

368. 疤痕核心切除、表皮回植术后患者需何时开始电子线照射治疗，如何进行照射治疗？

答：疤痕核心切除、表皮回植患者手术结束后立即行电子线照射治疗，每次剂量20～30Gy，首次照射在干预治疗后24h内进行，以后每天连续照射，总剂量2000～3000ccy。疗程大概一周时间。

369. 疤痕切除、臀部取皮植皮术与疤痕核心切除、表皮回植术电子线照射治疗有何不同？

答：疤痕切除、臀部取皮植皮术后电子线放射治疗。每次剂量20～30Gy，首次照射在干预治疗后24h内进行，第二次照射是在术后一周，等待皮片拆包确定成活后开始，从第三次开始连续照射，剂量均匀分配，总剂量1800～2300ccy。疗程大约两周时间。

疤痕核心切除、表皮回植术后立即行电子线照射治疗，每次剂量20～30Gy，首次照射在干预治疗后24h内进行，以后每天连续照射，总剂量2000～3000ccy。疗程大概一周时间。

第七节　冰敷

370.简述冰敷的作用机制?

答：冰敷可使局部血管收缩、血循量减少，因而降低组织新陈代谢率，抑制炎性反应。

371.冰敷的目的是什么?

答：目的是为了使血管收缩，减少渗出，减轻水肿和疼痛。

372.冰敷有那几种方式?

答：冰敷的方式有：①冰杯；②冰袋、冷袋、冰豆（治疗法）；③冰毛巾；④冷水浴。

373.简述冰敷的适应证及禁忌证?

答：（1）适应证：①急性与亚急性炎症期；②急性疼痛与亚急性疼痛；③急性肿胀；④痉挛状态；⑤肌肉防卫与痉挛；⑥急性肌肉扭伤；⑦急性韧带拉伤；⑧肌肉的挫伤、滑囊炎、滑膜炎、肌腱炎；⑨延迟性肌肉酸痛。

（2）禁忌证：①冷导致的过敏症；②外伤处已出现红肿热痛时，不能再做冰敷；③炎症的后期，不宜冷敷；④患者在劳累后，感到疲乏时，不宜作冷敷；⑤已有水肿者，不能作冷敷；⑥禁止在心前区（即左锁骨中线，第五肋间隙处）附近作冷敷，以避免引起冠状动脉痉挛而发生危险；⑦血液循环不良或外周血管疾病；⑧眼病患者，角膜发炎时，冷敷会加重病情，故不宜用冷敷疗法。

374.冰敷的禁忌部位是什么?

答：枕后、耳郭、心前区、腹部、阴囊、足底。

375. 冰敷的注意事项有哪些？

答：（1）冰敷完毕，要用干毛巾擦干冰敷部位的皮肤。

（2）冰敷时间不宜过长，一般在20min左右。

（3）年老体弱、虚寒证、妇女妊娠、经期等不宜冰敷。

（4）外伤破损、劳累、炎症后期、心脏疾患、水肿患者不宜冰敷。

（5）冰敷时，如果发现患者有不良反应，则应立即停止。

第八节 热敷

376. 简述热敷的作用机制？

答：热敷疗法是用热的物体如热水袋或热毛巾置于痛处来消除或减轻疼痛，这是一种古老的疗法。热敷能增加机体的基础代谢率，使体温升高；扩张局部血管，使血流量增加，血液循环速度加快；增加微血管的通透性；白细胞的数量和活动度增加；使肌肉组织和结缔组织的伸展性增强、柔韧性增加；降低关节腔滑液的黏稠度；加快神经传导速度，起到消炎、消肿、祛寒湿、减轻疼痛、消除疲劳的作用。

377. 热敷的目的是什么？

答：（1）促进炎症的消退和局限：热敷使局部血管扩张，血液循环速度加快，促进组织中毒素的排出；血流量增多，白细胞数量增加，吞噬能力增强和新陈代谢加快。因而炎症早期用热，可促进炎性渗出物吸收与消散；炎症后期用热，可促进炎症局限。

（2）减轻疼痛：热敷可降低痛觉神经兴奋性，又可改善血液循环，加快致病物质和炎性渗出物吸收，解除对神经末梢的刺激和压迫，因而减轻疼痛。同时热疗可使肌肉松弛，增强结缔组织伸展性，增加关节的活动范围，减少肌肉痉挛、僵硬、关节强直所致的疼痛。

（3）减轻深部充血：热敷使皮肤血管扩张，使平时大量呈闭锁状态的动静脉吻合支开放，皮肤血流量增多。由于全身循环血量的重新分布，减轻深部组织的充血。

（4）保暖与舒适：热敷可使局部血管扩张，促进血液循环，将热扩散至全身，使体温升高，并使患者感到舒适。适用于年老体弱、危重、末梢循环不良的患者及早产儿。

378. 热敷有哪几种方式？

答：（1）干热疗法

① 热水袋的使用：a.准备1000～1500mL的热水，水温60～70℃（对老年人、小儿、昏迷、用热部位知觉麻痹、麻醉未清醒者，水温调至50℃）。b.放平热水袋，去掉塞子，手持热水袋袋口的边缘灌入热水至1/2～2/3满。c.将热水袋端逐渐放平，见到热水达到袋口即排尽袋内空气，旋紧塞子。d.擦干热水袋外壁水迹，倒提热水袋并轻轻抖动无漏水后装入布套内即可。

② 化学加热袋：化学加热袋是大小不等的密封塑料袋，使用时将化学物充分混合，使袋内的化学物质发生反应产热，加布套或包裹后即可使用。

③ 烤灯的使用：a.暴露患者治疗部位，协助患者躺卧舒适。b.将烤灯对准治疗部位，调节灯距（一般烤灯距离为30～50cm，约为正常成年人的前臂长度，其他的可根据厂家说明调节灯距）。c.接通电源，打开开关，调节照射时间即可。

（2）湿热疗法

① 热湿敷法：a.暴露热敷部位，在热敷部位下垫小橡胶单和治疗巾；在热敷部位涂凡士林后盖一层纱布（凡士林可减缓热传导，防止烫伤患者，并使热敷效果持久）。b.将敷布浸入热水

中，双手各持一把钳子将浸在热水中的敷布拧至不滴水，抖开敷布，折叠后敷在患处。c.每3～5min更换一次敷布，维持热疗适当的温度。

② 温水浸泡：a.嘱患者将浸泡肢体慢慢放入盆中浸泡液中，酌情调节水温。b.用镊子夹取纱布反复清洗创面，使之清洁。c.浸泡完毕，用纱布擦干肢体，有伤口者行外科换药；协助患者躺卧舒适，整理好患者床单位。

379. 简述热敷的适应证及禁忌证？

答：（1）适应证：消炎、消肿、祛寒湿、减轻疼痛、软组织挫伤48h后、消除疲劳。

（2）禁忌证：急腹症未明确前、面部危险三角区感染、软组织挫伤48h内、细菌性结膜、出血性疾病、感觉功能损伤、意识不清。

380. 热敷的注意事项有哪些？

答：热敷的注意事项有：

（1）热水袋的使用

① 检查用热局部皮肤的变化（特别是意识障碍者）。

② 连续使用热水袋保暖者，每30min检查水温一次，及时更换热水。

③ 严格执行交接班制度。

（2）化学加热袋

① 一定要加布套或包裹后使用，化学加热袋在袋中两种化学物质反应初期热温不足，以后逐渐加热并有一高峰期，温度可达70℃以上，此时要注意烫伤，必要时可加双层包裹使用。

② 对老年人、小儿、昏迷、感觉麻痹的患者不宜使用化学加热袋。

（3）烤灯的使用

① 烤灯距离治疗部位约为 30 ～ 50cm，每次照射 20 ～ 30min。

② 密切观察照射部位皮肤状况。

③ 嘱患者不能随意调节烤灯距离，有什么不适及时通知医护人员进行处理。

（4）热湿敷法

① 热湿敷过程中注意局部皮肤变化，每 3 ～ 5min 更换一次敷布，维持适当的温度。

② 检查敷布的温度及患者局部皮肤颜色，及时更换敷布。

③ 热湿敷后，检查患者治疗局部的炎症和疼痛情况。必要时，行换药治疗。

（5）温水浸泡

① 温水浸泡过程中，及时听取患者对用热的反映，检查热水的温度及患者皮肤颜色，随时调节水温，做到患者无不适感觉，无烫伤发生。

② 检查患者治疗局部的炎症和疼痛情况。必要时行换药治疗。

第九节　电凝刀操作技术

381. 简述电凝刀的工作原理？

答：电凝刀（高频电刀，高频手术器）是一种取代机械手术刀进行组织切割的电外科器械。它通过有效电极尖端产生的高频高压电流与肌体接触时对组织进行加热，实现对肌体组织的分离和凝固，从而起到切割和止血的目的。

382. 电凝刀的安全参数为多少？

答：电凝刀的安全参数为 20 ～ 60W；电刀：成人 40 ～ 60W；儿童 20 ～ 40W。

383. 简述电凝刀操作技术的注意事项?

答:(1)操作前应评估患者身上有无佩戴金属饰品。

(2)评估电刀电凝性能是否完好。

(3)将负极板粘贴于患者肌肉丰富及毛发稀少处(如小腿腓肠肌、大腿后侧、臀部等),并保证位置不影响手术操作。

(4)电刀连接符合设备使用要求,符合无菌操作原则。

(5)根据医嘱调节功率大小,接触患者皮肤时不能随意调节电刀功率。

(6)关机顺序正确(停止键调节夹归零—关电源—取下负极板—取下一次性使用电刀笔—拔下电源插头)。

384. 电凝刀操作技术的配合要点是什么?

答:电凝刀操作技术的配合要点如下。

(1)先贴负极板再启动电源开关。

(2)将负极板粘贴于患者肌肉丰富毛发稀少处,避开疤痕、伤口处。

(3)根据医嘱调节功率大小。

(4)使用过程中不能接触金属物,手术单、床单有浸湿应及时更换。

(5)报警时准确判断,查看电源是否脱落,负极板粘贴是否到位。

第十节　约束保护法

385. 约束保护法的目的是什么?

答:防止小儿高热、谵妄、昏迷、躁动及危重患者因虚弱、意识不清或其他原因而发生的坠床、撞伤、抓伤等意外,确保患者安全。

386．约束保护法有哪几种方式？

答：约束保护法有以下方式：

（1）床挡（多功能床挡、半自动床挡、木杆床挡）：主要用于预防患者坠床。

（2）约束带（宽绷带、肩部约束带、膝部约束带、尼龙搭扣约束带）：用于躁动患者或精神科患者，限制其身体及肢体的活动。

（3）支被架：主要用于肢体瘫痪或极度衰弱的患者，防止被盖压迫肢体而导致不舒适或其他并发症。也可用于灼伤患者的暴露疗法而需要保暖时。

387．约束保护法的注意事项有哪些？

答：约束保护法的注意事项有：

（1）保护患者自尊，严格掌握保护具的使用指征。使用前要取得患者及家属的理解，使用时做好心理护理。

（2）保护性制动只能短期使用，要使患者肢体处于功能位置，并加强生活护理，保证患者安全、舒适。

（3）约束带下应放衬垫，松紧适宜。注意观察指端的末梢循环、脉搏、肤色、温度及皮肤颜色，加强巡视，每2h放约束带1次，协助患者翻身，必要时进行皮肤按摩，以促进血液循环。

第十一节　心电监护

388．什么叫心电监护？

答：心电监护是监测心脏电活动的一种手段。

389．心电监护有何临床意义？

答：普通心电图只能简单观察描记心电图当时短暂的心电

活动情况。而心电监护则是通过显示屏连续观察监测心脏电活动情况的一种无创监测方法，可适时观察病情，提供可靠的有价值的心电活动指标，并指导实时处理，因此对于有心电活动异常的患者，如急性心肌梗死、各种心律失常等有重要的使用价值。

390. 如何操作多功能心电监护仪？

答：(1) 将导联线与监护仪的心电、呼吸监护模块连接。插好电源，仪器处于备用状态。

(2) 核对患者、解释使用心电监护的原因，协助患者取舒适体位，解开衣扣，暴露胸部，用电极片表面所附带的砂纸磨去需粘贴电极片部位的皮肤角质层，再用酒精棉签清洁皮肤。

(3) 开机，仪器自检。

(4) 连接监护导联线（连接患者电极片；缠好血压计袖带；夹好血氧饱和度探头）。

(5) 观察仪器的工作情况（出现呼吸、心电图、血氧饱和度、血压波形及数值显示），心电导联选择清楚的Ⅱ导联。

(6) 设置报警界限。

(7) 关机时先关电源，依次拔除心电导联线、血压计袖带、血氧饱和度探头，整理好导联线。拔除电源插头。

391. 如何确定心电监护电极片的安置部位？

答：(1) RA是右上，位置：右锁骨中线第一肋间（其实就是锁骨下）。

(2) RL是右下，位置：右锁骨中线平剑突水平。

(3) V位置：胸骨左缘第四肋间。

(4) LA是左上，位置：左锁骨中线第一肋间。

(5) LL是左下，位置：左锁骨中线平剑突处。

(6) PS：剑突，就是胸骨最下端。

第十二节 心肺复苏

392. 什么叫心搏骤停？

答：心搏骤停是指各种原因引起的、在未能预计的时间内心脏突然停止搏动，从而导致有效心泵功能和有效循环突然中止，引起全身组织严重缺血、缺氧和代谢障碍，如不及时抢救可危及生命。

393. 如何判断心搏骤停？

答：绝大多数患者无先兆症状，常突然发病。少数患者在发生前数分钟至十分钟有头晕、乏力、心悸、胸闷等非特异性症状。患者一般出现较早的临床征象是意识突然丧失和大动脉搏动消失，用手拍喊患者以判断意识是否存在，另一手食指和中指触摸其双侧颈动脉以了解有无搏动，如果二者均不存在，就可肯定心搏骤停的诊断，并应立即实施初步急救。

394. 心肺复苏的适应证是什么？

答：各种原因所造成的循环骤停（包括心脏骤停、心室颤动及心搏极弱）或呼吸骤停（脑疝、脑干等损伤引起的）。

395. 开放气道的方法主要有哪些？

答：开放气道的方法主要有：

（1）仰头抬颏法 为完成仰头动作，应把一只手放在患者前额，用手掌把额头用力向后推，使头部向后仰，另一只手的手指放在下颌骨处，向上抬颏，使牙关紧闭，下颌向上抬动，勿用力压迫下颌部软组织，否则有可能造成气道梗阻，避免用拇指抬下颌。

（2）托颌法 把手放置于患者头部两侧，肘部支撑在患者躺的平面上，握紧下颌角，用力向上托下颌，如患者紧闭双唇，可用拇指把口唇分开。如果需要行口对口呼吸，则将下颌持续上托，用面颊贴紧患者的鼻孔。

（3）托颈压额法　一手抬起患者颈部，另一手以小鱼际肌侧下按患者前额，使其头后仰，颈部抬起。

396．如何判断患者有无自主呼吸？

答：主要判断方法是一看、二听、三感觉。

一看：看患者胸部或上腹部有无起伏（呼吸运动）。

二听：听患者口、鼻有无呼吸的气流声。

三感觉：抢救者用面颊感觉有无气流的吹拂感。

若三步均未感受到有呼吸情况即可判断患者无自主呼吸，应立即予以抢救，判断有无呼吸要在 3 ～ 5s 内完成。

397．不同年龄患者胸外心脏按压频率是多少？

答：成人和小孩100次/min，新生儿120次/min。按压与放松时间之比1：1。

398．不同年龄患者胸外心脏按压深度是多少？

答：成人胸骨下陷4 ～ 5cm；幼儿胸骨下陷2 ～ 3cm；婴儿胸骨下陷1 ～ 2cm。

399．如何选择按压部位？

答：按压部位有两种定位方式：

（1）先以左手中指沿患者的一侧胸廓下部肋缘向上摸到剑突，食指和中指并拢，右手手掌根部沿胸骨下滑到左手食指，掌中心部分就是胸骨中下 1/3 交界处的中点，即按压部位。

（2）两乳间的胸骨上也是胸骨中下 1/3 交界处的中点。

400．心肺复苏成功的有效指标是什么？

答：心肺复苏成功的有效指标是：

（1）按压时能扪及大动脉搏动；收缩压＞8.0kPa；

（2）患者面色、口唇、指甲及皮肤等色泽再度转红；

（3）扩大的瞳孔再度缩小；

（4）出现自主呼吸；

（5）神志逐渐恢复，可有眼球活动，睫毛反射与对光反射出现，甚至手脚抽动，肌张力增加。

401．胸外心脏按压的注意事项有哪些？

答：胸外心脏按压的注意事项有：

（1）按压部位定位要准确，过高可伤及大血管；过低可伤及腹腔脏器或引起胃内容物反流；偏离胸骨则可能引起肋骨骨折。

（2）按压时两手指不能触及患者胸壁上，防止肋骨骨折或肋骨与肋软骨交界处骨折；放松时，手掌不离开定位点，以免改动按压部位，引起骨折或达不到按压的效果。

（3）确保按压力垂直作用于患者胸骨部。

（4）按压力量根据体形大小增加或减少。按压力量过重易造成损伤，过轻起不到应有作用。

（5）操作途中换人应在心脏按压、吹气间歇进行，抢救中断时间不能超过5～7s，但胸外心脏按压最好一人坚持10～15min，不要换人过勤。

（6）抢救过程中要随时注意观察患者的自主呼吸及心跳是否恢复。

402．胸外心脏按压可出现哪些并发症？

答：胸外心脏按压可出现的并发症：

（1）骨折　最常见的是肋软骨断离，其次为肋骨和胸骨骨折，常因按压位置不当或按压过深造成。

（2）内脏损伤　剑突上或上腹部按压可引起内脏如肝、肾、胃、横膈、横结肠和脾脏的挫伤和破裂伤；如肋骨骨折可引起胸膜、肺和心脏的损伤。

（3）其他并发症　胃膨胀、窒息或吸入性肺炎；胸肋骨分离、气胸、血胸、脂肪栓塞等并发症。

第十三节　常用药物皮试法

403. 青霉素皮试溶液如何配制？皮试方法、结果观察是什么？有哪些注意事项？

答：（1）配制方法　见表6-1。

表6-1　青霉素皮试溶液配制方法

青霉素钠	加0.9%氯化钠溶液/mL	每毫升药液青霉素钠含量/（u/mL）	备注
80万单位	4	20万	用5mL注射器
取0.1mL上述液	0.9	2万	以下用1mL注射器
取0.1mL上述液	0.9	2000	每次配制时需将溶液混匀
取0.1mL上述液	0.9	200	配制液应现配现用

（2）皮试方法　询问患者有无过敏史，选择前臂掌侧1/3处，评估注射处有无硬结、疤痕、皮疹、感染及皮肤划痕阳性等。准备好药物，以75%的酒精消毒注射部位，绷紧皮肤，以5°角刺入，固定针栓，推入药液0.1mL，使局部形成一皮丘，拔针，记录好皮试时间。

（3）结果观察　皮试20min后观察结果，若为阳性局部可见隆起出现红晕硬块，直径大于1cm或周围出现伪足、有痒感。全身可能出现头晕、心慌、恶心等不适，严重者可发生过敏性休克。若为阴性局部无大小改变，周围不红肿，无红晕。全身也无自觉症状，无不适表现。

（4）注意事项

① 试验前详细询问患者的用药史、药物过敏史和家族过敏史。

② 青霉素皮试液应新鲜配制，浓度和剂量准确。试验前备好急救物品，如0.1%肾上腺素、2mL、5mL注射器、氧气装置等。

③ 交代患者不能随意挠抓注射部位，避免衣、被等摩擦。

④ 试验结果可疑阳性者，可做生理盐水对照试验，如消毒区域出现红晕时，应考虑是否对乙醇过敏，可在对侧前臂涂擦乙醇作对照。确为阳性者，在医嘱记录单的临时医嘱栏内、床头卡、一览表上用红笔注明"青霉素皮试+"（+号用红笔），报告医师，并告知患者。

⑤ 凡首次使用青霉素或停用青霉素在72h以上者以及更换青霉素批号，必须在试验阴性后方可应用。

⑥ 皮试过程中，患者不得离开病室。严密观察患者，首次注射后必须观察30min。注意局部和全身反应，倾听患者主诉，做好急救准备。

404. 链霉素皮试溶液如何配制？皮试方法、结果观察是什么？有哪些注意事项？

答：（1）配制方法　见表6-2。

表6-2　链霉素皮试溶液配制方法

链霉素	加0.9%氯化钠溶液/mL	每毫升药液链霉素含量/（u/mL）	备注
100万单位	4	25万	用5mL注射器
取0.1mL上述液	0.9	2.5万	以下换用1mL注射器
取0.1mL上述液	0.9	2500	每次配制时均需将溶液混匀
取0.1mL上述液	0.9	2500	配制液应配现用

（2）皮试方法及结果观察　链霉素过敏试验通常以0.1mL（含链霉素250u）的试验液皮内注射，20min后根据皮丘及患者全身情况来判断试验结果，判断结果的方法同青霉素过敏试验。只有链霉素过敏试验结果阴性方可使用链霉素治疗。

（3）注意事项　同青霉素过敏试验。

405. 常用结核菌素试验的方法有哪些？

答：通常选用的结核菌素为纯蛋白衍生物（PPD），在左侧前臂屈侧中上部1/3处皮内注射原液0.1mL（5IU），并在右侧前臂同样部位注射0.9%氯化钠0.1mL进行对比。72h后观察结果。

406. 结核菌素试验结果如何判断？

答：结果需在72h之后观察，这个测试的结果通过硬结（明显突起的硬化区）的平均直径[（横径+纵径）/2]来反映，测试出来阳性的结果只反映了结核杆菌的接触史，见表6-3。

表6-3　结核菌素试验对照表

前臂局部红肿硬块直径	结果判断	阳性强度
＜5mm	阴性	－
5～10mm	弱阳性	＋
11～20mm	中阳性	＋＋
＞20mm	阳性	＋＋＋
局部发生水泡和坏死	强阳性	＋＋＋＋

407. 结核菌素试验有何临床意义？

答：结核菌素试验（也称为芒图试验、PPD试验）是一种诊断结核的工具。

（1）为接种卡介苗提供依据，如结核菌素试验阳性时，仅表明体内曾感染过结核分枝杆菌，无需再接种卡介苗。阴性者是卡介苗的接种对象。

（2）为测定免疫效果提供依据：一般在接种卡介苗3个月以后，应做结核菌素试验，了解机体对卡介苗是否产生免疫力。假如结核菌素阳性，表示卡介苗接种成功，反之需重新再进行卡介苗接种。

（3）用于诊断与鉴别诊断：结核菌素试验对青少年、儿童及老年人的结核病的诊断和鉴别有重要作用，是普遍运用的辅助检查手段。

408．结核菌素皮试有哪些注意事项？

答：结核菌素皮试的注意事项：

（1）结核菌素皮试时间需要72h后观察结果，因此需告知患者若有什么不舒服及时告知医护人员，不要自行挠抓注射部位。

（2）告知患者此试验结果阳性仅代表以前有结核分枝杆菌感染，并不代表就一定患有结核病，请患者及家属不用太过焦虑。

409．碘造影剂皮试溶液如何配制？皮试方法、结果观察是什么？有哪些注意事项？

答：（1）配制方法　碘造影剂皮试采用原液进行试验。

（2）皮试方法　碘造影剂原液皮内注射0.1mL即可，20min后观察。判断结果的方法与青霉素和链霉素过敏试验相同。

（3）结果观察　阴性者皮试局部无反应；阳性者皮试局部有红肿、硬块，其皮丘直径超过1cm。

（4）注意事项

① 在静脉注射造影剂前，应该首先作皮内注射试验，然后再行静脉注射试验，如均为阴性方可进行碘剂造影。

② 有少数患者过敏试验阴性，但在注射碘造影剂时仍可发生过敏反应，故造影时必须备好急救药品。

③ 过敏试验的结果应及时记录。

410. 细胞色素C皮试溶液如何配制？皮试方法、结果观察是什么？有哪些注意事项？

答：（1）配制方法　细胞色素C皮试采用原液进行试验。

（2）皮试方法及结果观察

① 皮试划痕法系用0.03%溶液1滴，滴于前臂屈面皮肤上，用针在其上刺扎一下（单刺）或多下（多刺），至少量出血程度。

② 皮内注射法系用0.03mg/mL溶液0.03～0.05mL皮内注射。

均观察15～20min，单刺者局部红晕直径10mm以上或丘疹直径＞7mm以上，多刺和皮内注射者红晕直径15mm以上或丘疹直径＞10mm以上为阳性。皮试阳性者禁用。

（3）注意事项

① 中止用药后再继续用药时，过敏反应尤易发生，须再做皮试，且应用用药量较小的皮内注射法。

② 细胞色素C溶液需储存在4℃以下，密封保存。

411. 盐酸普鲁卡因皮试溶液如何配制？皮试方法及结果观察是什么？

答：（1）配制方法　以每毫升试验液含普鲁卡因0.25%为标准。如为1%的普鲁卡因溶液，取0.25mL普鲁卡因与0.9%氯化钠稀释至1mL即可；如为2.5%的普鲁卡因溶液，取0.1mL与0.9%氯化钠稀释至1mL即可。

（2）皮试方法　皮内注射0.25%普鲁卡因试验液0.1mL，20min后观察试验结果并记录。

（3）结果观察　同青霉素过敏试验。

412. 破伤风抗毒素（TAT）血清皮试溶液如何配制？ 皮试方法、结果观察是什么？有哪些注意事项？

答：（1）配制方法　以每毫升试验液含破伤风抗毒素1500IU为标准，具体配制方法：取每毫升含TAT1500IU的药液0.1mL，加生理盐水至1mL即可。

（2）试验方法　皮内注射TAT试验液0.1mL（含TAT15IU），20min后观察结果。

（3）结果观察　阴性：局部皮丘无变化，全身无反应。

阳性：局部皮丘红肿硬结，直径大于1.5cm，红晕超过4cm，有时出现伪足、痒感。全身反应同青霉素过敏反应相似。

（4）注意事项　TAT是一种特异性抗体，没有可以替代的药物。若过敏试验为阳性者，需采用TAT小剂量多次脱敏注射疗法，见表6-4。

表6-4　TAT脱敏疗法

次数	TAT/mL	加0.9%氯化钠溶液/mL	注射途径
1	0.1	0.9	肌内注射
2	0.2	0.8	肌内注射
3	0.3	0.7	肌内注射
4	余量	稀释至1mL	肌内注射

每隔20min注射1次，每次注射后均需密切观察。如发现患者面色苍白、气促、发绀、荨麻疹等不适或血压下降时应立即停止注射，并迅速处理。如反应轻微，待反应消退后，酌情增加注射次数，减少每次注射剂量，在密切监测病情的状况下顺利注入余量。

其他同青霉素过敏试验。

第十四节　石膏固定术

413. 石膏固定术常见的并发症有哪些?

答：石膏固定术常见的并发症有：

① 脂肪栓塞；

② 血管、神经损伤及骨筋膜室综合征（四肢骨筋膜室内的肌肉和神经组织因急性严重缺血而发生的一系列病理改变，好发于前臂掌侧和小腿）；

③ 坠积性肺炎；

④ 压疮；

⑤ 废用性骨质疏松、关节僵硬；

⑥ 化脓性皮炎；

⑦ 石膏综合征。

414. 什么是石膏综合征?

答：1878年Willatt首先报道1例因使用髋人字石膏后出现急性胃扩张症状，而命名为石膏综合征（Cast syndrome）。1971年Evarts报告未用石膏治疗脊柱侧弯或后突畸形的患者亦可发生恶心、反复呕吐症状。他认为石膏综合征是误称。由于这类治疗方法已广泛应用，因此本征并不少见。

415. 石膏未干时需注意什么?

答：石膏未干时需注意：①移动患肢时，应用手掌整体支托；②不能放置在硬板床上，需用软垫支托，骨隆突处应悬空；③如温度低，石膏难干时，可利用通风或灯泡烘烤，但应防止灼伤皮肤。

416. 石膏固定术后的观察要点有什么?

答：石膏固定术后的观察要点有：

（1）观察肢体末端血液循环。皮肤是否发紫、发青、肿胀或苍白，活动度、感觉有否麻木、疼痛，如有须及时报告，可采取石膏正中切开，局部开窗减压等措施，不要随便给镇痛剂。

（2）观察出血与血浆渗出情况。切口或创面出血时，血渍可渗透到石膏表面上，可沿血迹的边缘用红笔画图将出血范围定时作标志观察，伤口出血较多时可能从石膏边缘流出，因此要认真查看血液有无流到外面，棉褥是否污染。

（3）有无感染征象。如发热，石膏内发出腐臭气味，肢体邻近淋巴结有压痛等。

417. 石膏固定术后1～2周内的功能锻炼有哪些？

答：锻炼固定伤肢的关节，如膝关节处固定可主动活动踝关节、髋关节，特别是老年患者活动踝关节可预防深静脉血栓。此外，固定伤肢的肌肉需做等长收缩练习——即不引起关节运动的静力性肌肉收缩，如髌骨骨折时可做股四头肌的等长收缩。

418. 功能锻炼的目的是什么？

答：目的在于恢复躯干和肢体各部关节固有的功能，防止由于出血而产生的关节挛缩、韧带短缩、肌肉僵硬、滑膜粘连等不利于关节活动的各种改变。即使关节周围已有血肿、水肿、机化，通过活动也可以使疤痕松弛、软化，不再影响关节活动，所以功能锻炼在可能的范围内应尽早进行。

419. 功能锻炼的基本原则是什么？

答：功能锻炼的基本原则是：要强调自主性的功能锻炼，要反复不间断地进行，锻炼中要循序渐进，耐心细致。其活动范围要由小到大，速度由慢到快，次数由少到多，切不可采取粗暴的被动性活动。在锻炼时以损伤部位和骨折、脱位、软组织断裂处不发生疼痛、肿胀为原则。

附录

附录一　各类临床常见"危急值"范围

（一）检验科"危急值"

1.检验科"危急值"及可能致临床表现

见附表1-1。

附表1-1　检验科"危急值"及可能致临床表现

监测项目	危急低值	可能致临床表现	危急高值	可能致临床表现	备注
血钾/（mmol/L）	＜2.8	慢性低钾可无明显表现，急性低钾即可发生呼吸麻痹、肌张力下降、心律失常	＞6.2	心脏毒性，心电图可能出现高尖T波，如＞7.5mmol/L，心电图P波消失，QRS波变宽，心室律不齐及呼吸麻痹等	血清
血钠/（mmol/L）	＜120	病情危险信号，可出现木僵、昏迷、呈低血压休克。如＜115mOsm/L，血浆渗透压在240mOsm/L左右，死亡率高达50%	＞160	可能会出现惊厥与严重不可逆神经损害	血清
血氯/（mmol/L）	＜80	显示相当严重的代谢性碱中毒	＞125	显示严重代谢性酸中毒或溴中毒病例中的假氯血症	血清

续表

监测项目	危急低值	可能致临床表现	危急高值	可能致临床表现	备注
血钙/（mmol/L）	＜1.75	全身性痉挛危险性极高	＞3.5	高血钙危象	血清
血镁/（mmol/L）	＜0.5	电解质紊乱	＞3.0	镁中毒症状，可能发生心脏骤停	血清
血糖/（mmol/L）	＜2.2	意识功能紊乱，严重者低血糖性昏迷	＞22.2	可能出现糖尿病酮症酸中毒症状	血清
尿素氮/（mmol/L）			＞36	急性可能出现肾功能衰竭，尿毒症状；慢性可能有尿毒症症状，肾功能衰竭	血清
肌酐/（mmol/L）			＞352	肾功能衰竭	血清
血淀粉酶/（u/L）			＞正常值3倍	可能是急性胰腺炎	血清
尿胰蛋白酶原Ⅱ/（mmol/L）			阳性	急性胰腺炎	尿
肌钙蛋白-Ⅰ			阳性	预示会出现心肌梗死或心肌细胞损伤	血清
CK-MB/（u/L）			＞80	预示会出现心肌梗死或心肌细胞损伤	血清

2．检验科其他"危急值"

见附表1-2。

附表1-2　检验科其他"危急值"

监测项目	危急低值	危急高值	备注	监测项目	危急低值	危急高值	备注
血胆红素/（μmol/L）		＞307.8	血清	氧饱和度/%	＜75		动脉血
COH$_b$/%		＞50	血清	pH	＜7.25	＞7.55	动脉血
白细胞计数/（×10^9/L）	＜2.5	＞30	静脉血末梢血	pCO$_2$/（mmHg）	＜20	＞80	动脉血
血小板计数/（×10^9/L）	＜50	＞1000	静脉血末梢血	pO$_2$/（mmHg）	＜45		动脉血
血红蛋白/（g/L）	＜50	＞200	静脉血末梢血	HCO$_3$/（mmHg）	＜10	＞40	动脉血
血球压积/%	＜1.5	＞60	静脉血末梢血	D二聚体/（mg/L）		＞16	静脉血
PT/s	＜8	＞30	抗凝治疗时	抗HIV（人类免疫缺陷病毒）		阳性	静脉血
APTT/s	＜20	＞70	静脉血				

注：PT—血浆凝血酶原时间（s）；APTT—活化部分凝血活酶时间。

（二）放射科"危急值"

（1）各种急诊患者的检查结果。

（2）危及患者生命的阳性结果：大量气胸；大量血气胸；大

量胸腔积液；重度肺水肿；重症胰腺炎；肠梗阻；腹部脏器损伤致出血、穿孔。

（三）影像科"危急值"

（1）各种急诊患者的检查结果。

（2）危及患者生命的检查结果：主动脉夹层；大面积脑梗死；急性颅内出血；颅内大动脉瘤；大动脉瘤。

（四）特检科"危急值"

（1）各种急诊患者的检查结果。

（2）超声检查：大量心包积液；心包填塞；大量胸腔积液；主动脉夹层；四肢大动/静脉栓塞；心脏或大血管损伤或破裂伴大出血。

（3）严重异常心电图：

① 急性心肌梗死、ST段上抬怀疑急性心肌梗死、严重心肌缺血。

② 心律失常：室上速、室速、室扑、室颤、窦性停搏、Ⅱ度Ⅱ型房室传导阻滞、Ⅲ度房室传导阻滞。

③ 疑有电解质紊乱的心电图：高钾、低钾、低钙。

（五）介入科"危急值"

（1）冠状动脉破裂、穿孔、无复流。

（2）冠状动脉左主干病变；前降支或回旋支或右冠闭塞性病变伴休克。

（3）恶性心律失常：室速、室颤。

（六）护理危急值

1. 生命体征异常

（1）体温38℃以上（38～39℃一般感染性疾病或者外科

吸收热；39～40.9℃急性感染性疾病；超高热41℃以上急性感染、中暑）或者低于35℃（早产儿、全身营养衰竭的危重患者）。

（2）脉搏超过100次/min或低于60次/min，洪脉，高热患者；丝脉，大出血、休克患者。

（3）呼吸

① 频率异常：呼吸超过24次/min或者少于10次/min。

② 深浅度异常：深度呼吸，见于代谢性酸中毒；浮浅性呼吸，呼吸浅而快——见于胸壁疾病或外伤；呼吸浅表不规则、叹息样呼吸——见于濒死患者。

③ 音响异常：蝉鸣样呼吸，见于喉头水肿、痉挛、喉头有异物患者；鼾声呼吸，深昏迷病。

④ 呼吸困难：吸气性呼吸困难（三凹征），见于喉头水肿、喉头有异物者；呼气性呼吸困难，见于支气管哮喘、肺水肿；混合性呼吸困难，见于肺部感染、肺水肿、胸膜炎、气胸、心功能不全。

（4）血压（mmHg）：高血压，收缩压≥160，舒张压≥95；低血压，收缩压≤90，舒张压≤50；脉压增大，见于主动脉瓣关闭不全、主动脉硬化；脉压减小，见于心包积液、缩窄性心包炎等。

（5）瞳孔：直径＞5mm，见于接触药物阿托品、新福林；临终前中毒昏迷；直径＜2mm，见于脑桥出血、接触药物毛果芸香碱、服用吗啡、有机磷农药中毒。

（6）血糖异常：空腹血糖＞6.1mmol/L，餐后血糖＞11.1mmol/L，空腹血糖＜3.9mmol/L。

2. 休克表现

（1）休克早期的临床表现：面色苍白、四肢湿冷、出冷汗、脉搏细数、尿量减少、烦躁不安、神志淡漠、收缩压可略降低甚至正常、舒张压升高、脉压减小。

（2）休克的临床表现：面色苍白、四肢厥冷、脉搏细数、血压下降、呼吸急促、尿量减少、神志烦躁不安或表情淡漠甚至昏迷。

附录二　整形美容外科危急值报告

（一）整形美容外科常用危急值项目和范围

见附表2-1。

附表2-1　整形美容外科常用危急值项目和范围

项目	范围	项目	范围
钾	<2.8mmol/L； >6.2mmol/L	pH	<7.2；>7.6
钠	<120mmol/L； >160mmol/L	pO$_2$	<5.3kPa
钙	<1.5mmol/L； >3.25mmol/L	pCO$_2$	<2.7kPa；>9.3kPa
血糖	<2.2mmol/L； >24.8mmol/L	PT	<8s；>20s
肌酐	<30μmol/L； >800μmol/L	APTT	>60s
血小板计数	<10万/μL； >30万/μL	BP	<90mmHg；>140mmHg
白细胞计数	<4000/μL； >10000/μL	P	<60次/min； >100次/min
人免疫缺陷病毒 抗体测定	阳性	T	<36℃；>37℃

续表

项目	范围	项目	范围
梅毒螺旋体特异抗体测定	阳性	乙肝两对半（大三阳）	HBsAg（+）、HBeAg（+）、抗HBc（+）
		乙肝两对半（小三阳）	HBsAg（+）、抗HBeAb（+）、抗HBc（+）

注：BT—血压；P—脉搏；T—体温。

（二）特检科检验结果"危急值"

（1）床边（急诊）心电图结果。

（2）胸透出现钙化、阴影等。

（3）严重异常心电图：

① 急性心肌梗死、ST段上抬怀疑急性心肌梗死、严重心肌缺血；

② 心律失常（频发房早、频发室早、室上速、房颤、房扑、室速、室扑、室颤等）；

③ 房室传导阻滞（Ⅱ度、Ⅲ度）；

④ 疑有电解质紊乱的心电图（高钾、低钾、低钙等）。

（三）检验科危急值报告流程

检验科会将过程中出现的危急值，严格按照危急值报告流程执行：

（1）重复检测标本，有必要时须重新采样。

（2）对于首次出现危急值的患者，操作者应在发现危急值后5min内与临床科室联系。住院患者联系病区护士台（8:00～16:30联系主班护士，其他时间联系当班护士），门诊患者联系患者本人。联系时须告知对方检验结果，检验人员姓名，并询问接受报告人员的姓名。

（3）检验科按危急值登记要求详细记录患者姓名、门诊号

（或住院号、科室、床号）、收样时间、出报告时间、检验结果（包括记录重复检测结果）、向临床报告时间、报告接收人员姓名和检验科报告人员姓名等。

（4）必要时检验科应保留标本备查。

（四）危急值提醒提示

如患者检验结果进入危急值提醒范围，计算机系统将在以下部位作出提示：

（1）医生工作站患者列表界面的患者床号前。

（2）化验报告的条目。

（3）报告单内的异常指标前。

（五）临床科室对于危急值的流程操作

（1）住院部临床科室护士（8:00～16:30由主班护士负责，其他时间由当班护士负责）接到检验科危急值报告电话后，应将患者的床号、姓名、住院号、检查项目、接电话的时间、检验科报告人员姓名、电话等记录在小交班记录上。临床科室需将接电话人员的姓名告知检验科报告人员。

（2）接电话的护士作完记录后必须即刻通知到一名相关责任医生。通知的次序如下。

日间（除节假日外）：患者的治疗组医生、当日值班医生、住院总医生、科主任、医教科医生。

夜间及节假日：第一值班、第二值班、第三值班、行政总值班医生。

（1）被通知的医生在护士的登记本上确认签字，注明签字时间（精确到分钟）。

（2）医生接到危急值报告后，确认危急指标后及时采取相应诊治措施。

（3）病区接到危急值电话报告后必须在半小时内完成上述流程。

（4）相关医生应当在危急值报告发布后一小时内，在计算机系统内点击查看危急值报告。

（六）与本科室专科疾病相关的护理"危急值"

（1）血肿：常见于除皱术后，多发生于术后8～12h，主要表现为肿胀、疼痛加重，患侧面颈部，眼球结膜下出血斑、口唇肿胀，颊黏膜淤斑。

（2）窒息：常见于气管插管术后、下颌角或颧骨磨削术后，多发于术后2～4h，主要表现为异物首先被吸入喉室内，因刺激黏膜而发生剧烈呛咳、气急等症状，继而出现喉鸣、吸气时呼吸困难、声嘶等表现，在吸气时发出很响的"吼吼……"声，如果异物堵塞声门，或引起喉痉挛，可出现口唇、指甲青紫、面色青白等缺氧症状。患者会在数分钟内因窒息缺氧而死亡。

（3）活动性出血、大量鲜红色血性液体出现（出血量100～200mL/h，持续4h以上，颜色鲜红），见于术后创面比较大的手术如隆胸手术、巨乳缩小术、扩张器植入术后患者。

（4）脂肪栓塞：常见于抽脂减肥患者、特别是颞部脂肪填充患者，多发生于术后后1～3天，主要表现为突然发作性的呼吸急促、呼吸困难和心动过速。从脂滴释出的游离脂肪酸还能引起局部中毒，损伤内皮细胞，出现特征性的淤斑皮疹，也可能与血小板黏附在脂滴上，数量迅速减少有关。脑脂肪栓塞引起的神经症状包括兴奋、烦躁不安、谵妄和昏迷等。

（5）冻伤：常见于冰敷感觉障碍患者，主要表现为局部症状：冰凉、苍白、坚硬、麻木；红肿、刺痛、灼痛、水疱；皮肤由青紫色、灰白色转为黑色、咖啡色。

（6）皮瓣血管危象：常见于皮瓣转移，断指再植术后主要表现皮瓣苍白、发冷、毛细血管充盈反应延迟，则为动脉供血障碍；若出现皮瓣发暗、水肿、起水泡，则为静脉回流障碍。

（7）气胸：常见于隆胸术后、肋软骨切取术后，主要为明显的呼吸困难、鼻翼扇动、口唇发绀、颈静脉怒张。伤侧胸壁可见伴有气体进出胸腔发出吸吮样声音的伤口，称为胸部吸吮伤口（sucking wound）。气管向健侧移位，伤侧胸部叩诊鼓音，呼吸音消失，严重者伴有休克。胸部X射线检查可见伤侧胸腔大量积气，肺萎陷，纵隔移向健侧。

（8）术后切口感染：常见于巨乳缩小术后、扩张器植入术后，主要表现为局部伤口出现红、肿、热、痛，有化脓者可出现波动感，白细胞及中性粒细胞增多。

参考文献

[1] 王炜. 整形外科学. 第2版. 杭州：浙江科学技术出版社，2004.

[2] 李世荣，姜世正. 除脂塑身整形外科. 成都：四川科学技术出版社，2004.

[3] 贺连香，刘永芳. 实用主课护士丛书：烧伤、整形、美容分册. 长沙：湖南科学技术出版社，2005.

[4] 柳大烈，查元坤. 现代美容外科. 第2版. 北京：人民军医出版社，2007.

[5] 刘林嶓. 美容外科学. 第2版. 北京：人民卫生出版社，2011.

[6] 余媛. 整形美容外科及烧伤科护理常规. 北京：中国协和医科大学出版社，2005.

[7] 胡志红. 整形美容外科护理学. 北京：中国协和医科大学出版社，2011.

[8] 伍艳群. 选择性腓肠肌内、外侧头肌支离断小腿塑形术的临床应用及护理. 医学信息，2010（7）.

[9] 伍艳群. 聚丙烯酰胺水凝胶注射隆胸物取出患者围手术期护理. 中国美容医学，2007（10）.